LIBERATI DALL'ANSIA E DAGLI ATTACCHI DI PANICO

Avvertenza
Le indicazioni terapeutiche proposte nel presente volume derivano da studi e verifiche improntati a criteri di rigore, ma non possono sostituirsi al parere di un medico competente. Ne consegue che l'autore e l'editore non si impegnano a garantirne l'efficacia, declinano ogni responsabilità e non risponderanno di fronte alla legge di eventuali danni a persone, cose o proprietà.
Altrettanto si dica per eventuali rimandi a contenuti pubblicati da terzi: i suddetti non si assumono alcuna responsabilità in merito, ma si limitano a segnalare l'esistenza di quelle risorse come esse si presentavano al momento della prima edizione del volume.

Titolo originale: *Panikattacken und andere Angststörungen loswerden* by Klaus Bernhardt

Traduzione di Francesco Peri per Studio Editoriale Littera
Realizzazione editoriale di Studio Editoriale Littera, Rescaldina (MI)

www.giunti.it

Via Bolognese 165 - 50139 Firenze - Italia
Via G.B. Pirelli 30 - 20124 Milano - Italia
Prima edizione: febbraio 2018

FSC
www.fsc.org
MISTO
Carta da fonti gestite in maniera responsabile
FSC® C115118

Stampato presso Elcograf SpA, stabilimento di Cles

KLAUS BERNHARDT

LIBERATI DALL'ANSIA E DAGLI ATTACCHI DI PANICO

CON IL METODO BERNHARDT

DEMETRA

Premessa

Nei soli Paesi di lingua tedesca oltre quattordici milioni di persone risultano oggi clinicamente affette da disturbi d'ansia, e più di due milioni sono soggette ad attacchi di panico ricorrenti. Il paziente ansioso desidera una cosa sola: smettere di avere paura della paura, tornando così a vivere una vita normale.

Molto tempo fa, in seguito ad alcune esperienze personali, ho deciso di consacrare ogni mio sforzo alla ricerca di un metodo rapido e definitivo per aiutare chi ne soffre a sconfiggere gli attacchi di panico. Io e mia moglie Daniela ci siamo specializzati nella cura dei disturbi d'ansia e da parecchi anni, nello studio che gestiamo a Berlino, offriamo una terapia di nuova concezione che trae origine dalle più recenti ricerche scientifiche sul cervello. Il nostro metodo ha poco o nulla a che vedere con il trattamento che il paziente ansioso si attende di solito. Niente terapia di esposizione (detta anche terapia di confronto), niente esercizi respiratori, niente rilassamento progressivo dei muscoli né reminiscenze infantili. Nella maggior parte dei casi, sconsigliamo anche l'uso di antidepressivi e ansiolitici. Spesso, com'è inevitabile, ci viene chiesto perché la nostra terapia sia così radicalmente diversa. Lascio rispondere Albert Einstein, che una volta ha detto: «Restare aggrappati ai vecchi sistemi, sperando che qualcosa cambi, è la peggiore forma di pazzia».

Purtroppo, il brillante aforisma del fisico tedesco è anche una perfetta descrizione del modo in cui, attualmente, la medicina si occupa del paziente ansioso. Ci si ostina a riproporre all'infinito le stesse terapie, anche quando i risultati si sono rivelati scarsi o addirittura inesistenti, mentre le nuove, rivoluzionarie scoperte sul cervello umano vengono perlopiù ignorate. Invece di sfruttare quelle conoscenze per introdurre standard terapeutici più efficaci, si continua a prescrivere antidepressivi e ci si serve di metodi che non progrediscono da decenni. Proprio negli ultimi vent'anni, però, abbiamo imparato moltissime cose sul cervello e il suo funzionamento. Con le tecniche di brain imaging, per esempio, possiamo letteralmente "veder pensare" le nostre cellule grigie e verificare in maniera sperimentale quali reazioni corrispondono a determinati pensieri o esercizi mentali. Non solo. Gli esperti di tutto il mondo possono confrontarsi in tempo reale attraverso internet.

Oggi, queste innovazioni ci permettono di valutare con esattezza quali fenomeni devono prodursi a livello cerebrale perché possa scatenarsi un attacco di panico, e di decidere come intervenire per riportare la situazione nella norma. Le tecniche che troverete descritte in queste pagine sono state sperimentate e perfezionate nel nostro studio di Berlino. Potrà sembrarvi strano, ma oltre il settanta per cento dei pazienti che trattiamo riesce a sbarazzarsi del problema nel giro di cinque o sei sedute.

Naturalmente, la lettura di un libro non può e non deve sostituire le cure di un buon medico o di un terapeuta competente. Quello che un libro può fare, in compenso, è aiutarvi a capire i meccanismi alla base dei vostri disturbi. Il testo propone anche una serie di tecniche stimolanti, e facili da imparare, grazie alle quali i nostri pazienti hanno già ricominciato a vivere una vita libera dall'angoscia e dal panico.

Il mio sincero augurio è che queste pagine possano aiutare anche voi a riuscirci.

Klaus Bernhardt
Giornalista scientifico e medico, terapeuta
e membro dell'Accademia di Neuroscienze
e Management della Formazione (AFNB)

Capitolo 1

Come nascono gli attacchi di panico?

Le nostre paure e le nostre angosce – e quindi anche gli attacchi di panico – costituiscono, in linea di principio, una reazione sana e corretta dell'organismo. Il compito della paura, infatti, è preservare la nostra incolumità. Se un leone affamato sbucasse all'improvviso dai cespugli della savana, per esempio, il vostro corpo reagirebbe all'istante secernendo adrenalina, il battito cardiaco si impennerebbe e in pochi millesimi di secondo sareste pronti a decidere se ingaggiare un combattimento o fuggire (la scelta più saggia di fronte a un leone...). Quella che ho appena descritto è una reazione normale, funzionale alla sopravvivenza.

Spesso non ci sono belve in agguato, eppure, di punto in bianco, il vostro cuore inizia a battere a un ritmo forsennato, sentite che state per perdere il controllo, vi sembra addirittura di impazzire: vi gira la testa, l'udito si ovatta, respirate a fatica e avvertite un senso di nausea.

Che cosa succede nel vostro cervello? Perché reagisce in quel modo? Le ragioni principali sono quattro, e le esamineremo dettagliatamente nelle prossime pagine. Seguite con attenzione se volete fare progressi, perché gli attacchi di panico spesso rispondono a più cause concomitanti. Soltanto chi le conosce tutte e sa quali tecniche utilizzare caso per caso può imparare a padroneggiare in modo rapido e duraturo i sintomi ansiosi. Per prima cosa, dunque, ecco un breve promemoria.

Avvertimenti ignorati

In questi anni, la mia esperienza di terapeuta mi ha insegnato che, generalmente, gli attacchi di panico tendono a manifestarsi quando il paziente ha rimosso o sottovalutato certi segnali d'allarme.

Già, ma come sapere di quali segnali si tratta? Perlopiù, i disturbi ansiosi hanno inizio quando da troppo tempo non si presta attenzione alla cosiddetta "pancia", cioè a quel genere di percezioni istintive per mezzo delle quali il vostro subconscio (alcuni la chiamerebbero psiche) cerca di comunicarvi qualcosa. Più vi ostinate razionalmente a non prestare ascolto a quei segnali, più il vostro subconscio, indispettito, cercherà di attirare l'attenzione. Nel tentativo di indurvi a modificare uno stile di vita non più salutare, la vostra mente può ricorrere a segnali di vario genere, di ordine psichico o fisico.

Tra quelli psichici rientrano, per esempio, un calo improvviso dell'attenzione e della capacità di concentrazione, la perdita di motivazione o di iniziativa, un forte senso di spossatezza ed episodi di tristezza in apparenza immotivata.

Alcuni tipici segnali corporei sono i disturbi gastrointestinali, un improvviso peggioramento della vista, le irritazioni cutanee, le contrazioni muscolari involontarie (i cosiddetti "tic") e un impulso costante a urinare. Perfino l'ernia del disco e l'herpes zoster (noto anche come fuoco di sant'Antonio) hanno spesso un'origine psicosomatica e sono da considerarsi dei segnali di avvertimento. Nel capitolo 2 studieremo il legame che unisce questi fenomeni e scopriremo cosa si può fare per evitarli.

Sostanze in grado di scatenare attacchi di panico

Gli attacchi di panico possono insorgere come effetto collaterale di alcuni medicinali. Oltre ai neurolettici, che di norma si prescrivono ai pazienti schizofrenici, si può citare la tiroxina, un ormone secreto dalla ghiandola tiroidea, somministrata a chi è affetto da ipotiroidismo. L'organismo può reagire a un dosaggio eccessivo di tiroxina sintetica con attacchi di panico, come si osserva soprattutto nelle donne affette da tiroidite di Hashimoto. In questi casi, è sempre consigliabile rivolgersi a uno specialista per verificare che il dosaggio sia quello giusto. Alcuni miei pazienti hanno reagito in modo incoraggiante a un cambio di terapia ormonale, passando dalla tiroxina sintetica a quella naturale, ricavata da ghiandole suine. Approfondiremo questo tema (*vedi* p. 47), ma chi è interessato può consultare fin da subito il sito web hilfe-bei-hashimoto.de, nel quale mia moglie e io forniamo alcune utili indicazioni terapeutiche per chi soffre di questa disfunzione. Al momento, la pagina offre contenuti in tedesco, inglese e francese, ma presto verranno aggiunte altre lingue.

Ben più frequenti, tuttavia, sono i casi in cui la manifestazione di attacchi di panico è legata all'assunzione di droghe, in particolare di THC, il principio attivo della cannabis, MDMA (più noto come ecstasy) o cocaina. Anche la psilocibina, il principio attivo di vari "funghi allucinogeni", è nota come fattore scatenante dell'ansia, per non parlare delle droghe sintetiche che hanno invaso il mercato negli ultimi anni. Sono sostanze che intervengono sui neurotrasmettitori, disinnescando temporaneamente alcune funzioni difensive del cervello. Così facendo, in alcune circostanze, si possono anche potenziare le sue capacità. Non a caso, molti artisti di fama (tra cui lo scrittore Stephen King, per esempio, autore di numerosi bestseller) hanno ammesso di aver creato alcune delle loro opere migliori sotto l'effetto di droghe.

I filtri protettivi che vengono disattivati con l'assunzione di stupefacenti si possono paragonare ai depuratori di una rete idrica, la cui funzione è quella di intercettare e separare le impurità dell'acqua. Senza quei filtri l'acqua fluisce in modo più agevole, ma l'eventuale sporcizia è libera di circolare senza più alcun ostacolo, e i danni possono essere gravissimi. Uno di essi, per quanto riguarda il cervello, consiste nella formazione di connessioni neurali specializzate nello scatenare attacchi di panico. Dopo il primo episodio, il rischio di recidiva aumenta a ogni nuova assunzione di stupefacenti. Se il vostro primo attacco si è verificato a meno di quarantotto ore dal consumo di droghe, fareste meglio a smettere. Non c'è alcuna differenza tra consumo occasionale e abitudinario: non appena il vostro organismo inizia a reagire a una data sostanza con manifestazioni di panico, essa va subito bandita dalla vostra esistenza. A maggior ragione, se vi arreca dei benefici: il rischio che possa scatenare nuovi attacchi di panico diventa elevato, perché il vostro cervello ha già compiuto e immagazzinato esperienze simili.

Se il vostro primo attacco si è verificato a meno di quarantotto ore dal consumo di droghe, fareste meglio a smettere.

Sapevate che quasi tutti, nel corso della vita, sperimentano almeno un paio di situazioni che possono essere paragonate a un attacco di panico? I sintomi risultano più o meno evidenti

Sapevate che quasi tutti, nel corso della vita, sperimentano almeno un paio di situazioni che possono essere paragonate a un attacco di panico?

a seconda dei casi e le ragioni sono le più svariate, dalla reazione allergica a un antibiotico a una carenza temporanea di vitamina B_{12}. Anche disfunzioni passeggere della tiroide e alcuni disturbi digestivi legati alla dieta possono costituire un fattore scatenante. Di solito, però, il nostro corpo provvede da solo a colmare la carenza di vitamine, per esempio, inducendo il desiderio compulsivo di consumare alimenti che ne sono ricchi. Sarà sufficiente ingerirne una piccola quantità perché il panico scompaia all'improvviso, così com'è arrivato.

Ai vegetariani e ai vegani, che per principio hanno rinunciato ad assumere cibi come il fegato, la carne, il latte e le uova (ricchi di vitamina B_{12}), consiglio di contrastare gli attacchi di panico assumendo integratori specifici.

Un altro possibile fattore predisponente sono i cibi che causano gonfiore, o la stessa intolleranza al glutine, una sostanza lipoproteica contenuta in quasi tutti gli alimenti a base di cereali. In questi casi può insorgere la cosiddetta sindrome gastrocardiaca, o sindrome di Roemheld, che prende il nome dal suo scopritore, Ludwig von Roemheld, che nei primi anni del Ventesimo secolo dimostrò un'importante correlazione tra l'eccesso di aria nello stomaco e una specifica sintomatologia che caratterizza il paziente ansioso: vampate improvvise di calore, senso di soffocamento, tachicardia, fiato corto, angoscia, vertigini, disturbi del sonno e forme lievi di aritmia cardiaca (extrasistoli).

Come si spiega tutto questo? In un recente compendio di medicina clinica si trova scritto: «L'accumulo di aria nel tratto gastrointestinale induce un sollevamento del diaframma che può tradursi in una pressione diretta o indiretta sul cuore. Ne risultano, tra le altre cose, sintomi dolorosi che possono ricordare l'angina pectoris. Nelle situazioni più gravi si osservano anche dei brevi mancamenti».*

Se vi capita di soffrire spesso di gonfiore o meteorismo non si può escludere che i vostri disturbi d'ansia siano "soltanto" una manifestazione della sindrome di Roemheld.

Per nostra fortuna, vi basta un semplice test per capirlo: se il disturbo si può alleviare con rimedi domestici consacrati da una lunga tradizione. La regola d'oro è: "Niente pressione sul diaframma, niente ansia", specialmente nelle fasi iniziali del disturbo, vero o presunto, ossia quando l'ansia non ha ancora messo radici nel cervello modificandone la struttura.

La regola d'oro è: "Niente pressione sul diaframma, niente ansia".

Il rimedio più indicato sarebbe quello che si usava ancora ai tempi di Lutero, quando era ammesso espellere senza ritegno i gas in eccesso per questo o quell'orifizio, evitando che raggiungessero una pressione interna tale da scatenare sintomi sgradevoli legati all'innalzamento del diaframma.

Dato però che famigliari e colleghi potrebbero obiettare in proposito... vi invito, piuttosto, a modificare la dieta. Fate un esperimento: provate a evitare per due settimane gli alimenti che tendono a provocare gonfiore. Se davvero soffrite della sindrome di Roemheld basterà agire su quello che man-

---

* Hamid A. Emminger, Thomas Kia (a cura di), *Exaplan. Das Kompendium der klinischen Medizin*, 7ª edizione, Urban & Fischer Verlag/Elsevier GmbH, Monaco 2010, p. 23.

giate per ridurre in misura apprezzabile la sintomatologia ansiosa.

Sulla pagina web panikattacken-loswerden.de troverete un elenco di alimenti da evitare e una lista di cibi sostitutivi. Cercate nel blog, alla voce *La "sindrome di Roemheld": quando il gonfiore mette ansia.*

Dato che la lista dei prodotti sconsigliati è piuttosto lunga e che un'alimentazione equilibrata riguarda anche la qualità della vita, vi rivelerò quattro semplici astuzie che aiutano a ridurre il gonfiore senza modificare in maniera radicale la dieta.

Trucco 1: Provate ad astenervi per una settimana dai cibi che contengono glutine (quelli cioè a base di grano, segale, spelta, avena e orzo). Alcune persone potrebbero avere un'intolleranza non accertata, anche perché gli attuali test diagnostici si limitano a verificare se il paziente produca o meno anticorpi contro il glutine, mentre le altre forme di reazione, del vostro organismo o del vostro cervello, non vengono considerate clinicamente rilevanti. Per fortuna, potete arrangiarvi da soli: tenetevi sotto osservazione per un paio di giorni, verificando se e in quanto tempo, dopo mangiato, subentrano un senso di stanchezza e una perdita della capacità di concentrazione. Confrontate i giorni in cui avete mangiato soltanto verdura accompagnata da un po' di pesce o carne, con i giorni in cui ci avete dato dentro con il pane. Su di me, per esempio, noto differenze abissali. Vado pazzo per il pane fresco, ma dopo averlo mangiato fatico a concentrarmi e a lavorare in modo produttivo. Nei giorni in cui lascio perdere il glutine, invece, mi sento più fresco e dinamico, e anche la mia digestione risulta migliore.

Trucco 2: Provate a consumare un alimento per volta, nella giusta successione, lasciando un intervallo tra le portate. Prendiamo il

caso del melone con il prosciutto crudo, un abbinamento che adoro, ma che per alcune persone è garanzia di gonfiore e disturbi gastrici. Come mai? Quando mangiate il melone da solo, il tempo di transito nello stomaco è breve: nel giro di trenta minuti al massimo il cibo è passato nell'intestino, per le successive fasi della digestione. Il prosciutto, però, cambia totalmente le cose, perché i suoi tempi di assimilazione, ben più lunghi, ritardano la digestione. Il melone rischia così di fermentare nello stomaco, liberando gas che comprimono la parte inferiore del muscolo diaframmatico. In certi pazienti predisposti si scatenano sintomi ed effetti collaterali sgradevoli tipici della sindrome di Roemheld.
Mangiare nell'ordine corretto significa iniziare dai cibi più ricchi di acqua. Provate a consumare la frutta come antipasto, e non più come dessert. Concedetevi una breve pausa e passate ai cibi ricchi di proteine e grassi. Noterete un significativo alleviamento del gonfiore.

Trucco 3: L'uso del cumino come spezia in cucina aiuta a scongiurare il rischio di gonfiori addominali, ma è utile anche assumere un cucchiaino di zenzero appena grattugiato prima dei pasti. Se lo considerate un sapore troppo forte, provate con una tisana allo zenzero. Anche gli infusi di finocchio e le tisane miste a base di anice, finocchio e cumino sono indicati come rimedio contro gli accumuli di gas.

Trucco 4: Fate sport, o quantomeno uscite regolarmente a passeggio. Il moto rinforza la muscolatura del diaframma, e più il diaframma è tonico, meno rischia di risentire della dilatazione del tratto gastrointestinale, e quindi di esercitare pressioni sul cuore. L'ideale sarebbe sperimentare tutti e quattro i sistemi descritti, rinunciando solo agli alimenti meno indicati in questi casi, come fagioli, porri e certe sostanze dolcificanti. È un piccolo sacrificio, ma ne vale la pena: in cambio, vi capiterà molto più di rado di sentirvi affaticati. E forse, chi lo sa, muoversi un po' più spesso e rivedere la vostra dieta basterà a evitare il ritorno degli attacchi di panico.

Il pensiero negativo e le sue gravi ricadute sul cervello

Dopo un attacco di panico isolato alcuni pazienti iniziano a rimuginare, interrogandosi su quanto è appena capitato. Sospettano una patologia cardiaca, un tumore al cervello o qualche altro male tremendo e si precipitano al pronto soccorso per farsi visitare, pieni di apprensione e paura. Quasi sempre vengono rimandati a casa: si è trattato di un "semplice" attacco di panico, l'organismo è in perfetta salute.

È raro che il paziente si fidi della diagnosi: dopotutto, ha la netta sensazione che qualcosa non vada, che il suo corpo abbia un problema. Così continua a rimuginare. Si sottopone a ulteriori visite mediche e a nuovi esami, alla ricerca del meccanismo che ha "fatto scattare" i sintomi.

Proprio questo genere di approccio, anche in presenza di un episodio isolato, tende a produrre una catena di attacchi ricorrenti, perché un clima di apprensione costante, accompagnato da emozioni fortemente negative, modifica le strutture del nostro cervello. Nel giro di pochi giorni o di qualche settimana la paura della paura, cioè l'ansia da attacchi d'ansia, si traduce in un modello di pensiero stabile che tende ad attivarsi in automatico, mettendo radici nelle nostre connessioni sinaptiche. Com'è possibile?

La nostra memoria ha accesso ai pensieri del passato, che si trovano immagazzinati nel cervello, in un modo o nell'altro. Siamo dotati di una sorta di disco rigido simile a quello di un computer. Solo che i nostri pensieri vengono archiviati mediante una codifica organica, sotto forma di sinapsi. In altre parole, ciascun pensiero crea nuove connessioni neurali, e questo accade nell'istante stesso in cui il pensiero viene pensato. Nel 2000, lo scopritore di questi fenomeni è stato insignito del premio Nobel per la medicina. Grazie al suo contributo, oggi disponiamo di sistemi innovativi ed efficaci per il trattamento dei disturbi d'ansia. Lo studioso al quale dobbiamo tutto questo è il professor Eric Kandel, uno dei massimi esperti viventi del cervello umano.

Kandel ha dimostrato, oltre ogni dubbio, che i pensieri e le impressioni vengono registrati nel nostro cervello mediante connessioni sinaptiche.* Più intense sono le emozioni alla base di quei pensieri, a prescindere dalla loro connotazione positiva o negativa, più performanti risulteranno le nuove connessioni neurali. L'abitudine al pensiero negativo, in altri termini, crea il substrato neurobiologico dal quale dipendono gli attacchi di panico. A lungo andare, insomma, il pensiero negativo finisce per creare una sorta di autostrada riservata alle sensazioni sgradevoli e all'ansia, mentre le connessioni associate alla gioia o alla leggerezza, in confronto, si riducono a viottoli angusti.

Spesso i pazienti mi domandano perché l'ansia li assalga soprattutto quando sono a riposo, distesi sul divano, in vacanza, durante una mansione di routine oppure mentre sono al volante in autostrada. La risposta è semplice, addirittura banale: gli automatismi del cervello, cioè i modelli codificati da connessioni neurali rinforzate dalla reiterazione, non si attivano soltanto nelle fasi di stress, ma anche nei momenti di quiete. Anche perché la nostra mente non ama il riposo: vuole sempre

* Eric R. Kandel, *Alla ricerca della memoria. La storia di una nuova scienza della mente*, Codice, Torino 2017.

avere qualcosa da fare. Quando siamo impegnati (per esempio quando stiamo telefonando, quando ci troviamo alle prese con un compito spinoso o quando il tempo stringe) l'ansia e la preoccupazione finiscono in secondo piano, perché le nostre facoltà intellettuali funzionano a pieno regime. Non appena la mente torna alla calma, però, ricominciamo a rimuginare. Il cervello è sempre alla ricerca di nuovi compiti da svolgere, e quale sarà il percorso più immediato? La grande autostrada neurale del pensiero negativo e dell'ansia o il viottolo angusto della gioia e della leggerezza? Avete indovinato! La vostra mente, dovendo improvvisare, trova più facile produrre ansia che non generare un senso di relax.

Il cervello si riprogramma incessantemente in funzione del nostro modo di pensare. Le nuove connessioni formate ogni giorno per immagazzinare i pensieri delle ultime ventiquattro ore sono oltre centomila. Quelli ricorrenti acquistano una sempre maggiore presenza, mentre le vie d'accesso ai contenuti che non ci occupano più come una volta, in termini neurali, vengono gradualmente smantellate. Anche per questo, per esempio, è raro che abbiamo ancora sulla punta della lingua le formule algebriche imparate a scuola. Se nella vita quelle conoscenze vi sono servite di rado, l'accesso sinaptico diretto ai relativi ricordi è andato perduto. Lo stesso può accadere con il pensiero positivo.

Il cervello si riprogramma incessantemente in funzione del nostro modo di pensare.

Il cervello reagisce in automatico in base a connessioni ricorrenti, cioè a quelle più sfruttate. Da un punto di vista biologico, si adatta all'utilizzo che ne facciamo, implementando certi automatismi in virtù dei quali non siamo più noi a governare il cervello, ma è il cervello a governare noi. Una delle dimostrazioni più problematiche è il cosiddetto pessimismo calcolato. Forse state cercando di proteggervi da eventuali delusioni, ma il vostro cervello viene sistematicamente addestrato a percepire gli aspetti negativi a scapito di quelli positivi. A lungo andare, si sviluppa una cecità funzionale per le cose belle che ci circondano e per le possibilità di riconfigurare la nostra vita in modo propositivo. Nel capitolo 4 vedremo che cosa accade, concretamente, al vostro cervello.

Può darsi che determinate esperienze vi abbiano indotto a concentrarvi soprattutto sugli aspetti negativi, oppure che siano stati i vostri genitori a trasmettervi questo stile di pensiero. Dal punto di vista terapeutico non fa alcuna differenza. Conta una cosa soltanto: iniziare a riconfigurare nel modo corretto le connessioni neurali con alcune semplici procedure. Per riuscirci occorre un certo esercizio, ma sono sforzi che si ripagano da sé. Terminato di leggere questo libro, preso conoscenza di tutte le tecniche proposte e scelto quelle che ritenete più adatte, potrete cominciare subito a riprogrammare da soli il vostro cervello, preparandolo a una vita ricca di gioia, non più rovinata dall'angoscia e dal panico.

Per ora vi sembra un traguardo irraggiungibile, ma non è così. Il cervello automatizza le attività ricorrenti e regolari nelle quali si trova coinvolto, dall'abitudine di lavarsi i denti alle abilità necessarie per guidare l'automobile, dalla capacità di dattilografare a due mani alla propensione per le ruminazioni ansiose e il panico. Se avete la patente e un minimo di esperienza al volante, sapete già a cosa mi riferisco. Un conducente esperto non pensa alla guida: sa per istinto quando bisogna premere la frizione, qual è l'ultima marcia innestata, quando è il caso di guardare nello specchietto. Operazioni che fanno sudare freddo il principiante vengono svolte in modo automatico e inconsapevole. Tanto è vero che chi guida può anche occuparsi di altro: seguire il filo dei propri pensieri, ascoltare l'autoradio o discutere animatamente con uno dei passeggeri. Tutto ciò accade perché il cervello si adopera in modo sistematico per alleggerire il carico delle nostre facoltà intellettuali coscienti. Le sequenze motorie o mentali ricorrenti, infatti, non appena sono state riconosciute come tali, vengono trasferite dal cervello al cervelletto e fatte intervenire in automatico dal nostro pensiero subconscio.

Se da anni vi capita di avere più pensieri tetri che positivi e vi sentite prigionieri di un'eterna ruminazione, l'idea che si possa disinnescare questo automatismo e i disturbi d'ansia che ne derivano vi sembrerà inconcepibile.

In effetti, se penso al sistema sanitario tedesco, nessuna delle prestazioni mediche standard offerte, a differenza delle tecniche descritte in questo libro, è in grado di agire in modo così rapido e duraturo sul cervello umano. Né la terapia del confronto né lo scavo sull'infanzia (psicanalisi), né gli esercizi di respirazione né il rilassamento progressivo dei muscoli possono fare molto contro le connessioni sinaptiche negative. Anzi, la terapia del confronto e la psicanalisi rinforzano ancora di più gli automatismi e peggiorano la situazione. Più avanti (*vedi* p. 66) vedremo perché. Anche gli antidepressivi e gli ansiolitici che oggi si prescrivono con tanta leggerezza non sono in grado di agire a lungo termine sulle strutture neurali: nei casi migliori possono alleviare il senso di angoscia.

Una terapia davvero efficace dovrà creare quanto prima una quantità di connessioni sinaptiche tale da formare le basi di un sentimento positivo della vita. Oltre una certa soglia, infatti, il cervello provvederà da solo a collegarle con il cervelletto,

Una terapia davvero efficace dovrà creare quanto prima una quantità di connessioni sinaptiche tale da formare le basi di un sentimento positivo della vita.

instaurando nuovi automatismi positivi capaci di influire in misura percettibile sulla vostra vita emotiva. Le ultime scoperte in questo campo hanno consentito di mettere a punto tecniche di training mentale capaci di ottenere risultati del genere con una rapidità che i normali processi di pensiero non consentirebbero mai. I primi cambiamenti iniziano a essere percepiti nel giro di pochi giorni, dopo tre-sei settimane gli effetti positivi si fanno evidenti. A distanza di sei-dodici settimane, l'ottantadue per cento dei pazienti che ho seguito è riuscito a sbarazzarsi della paura della paura, e quindi anche degli attacchi di panico. Nella seconda parte del volume illustrerò tutte le varianti di questa tecnica. Siete troppo curiosi e volete saltare subito a quelle pagine? Vi prego di pazientare ancora un po'. Per garantire un'ottima efficacia è indispensabile avere letto anche la parte teorica del libro e avere introiettato i relativi concetti. Soltanto così potrete imboccare il cammino di una guarigione rapida e duratura.

Secondary gain. Quando gli attacchi di panico comportano dei benefici nascosti

A volte capita che i miei pazienti riescano a liberarsi dagli attacchi di panico in tempi relativamente brevi. Nel giro di un paio di settimane o di mesi, però, il problema si ripresenta. Non di rado le ragioni della ricaduta vanno ricercate nei cosiddetti *secondary gains*. Si parla di "guadagno secondario" quando il paziente soffre per il suo disturbo d'ansia, ma al tempo stesso ne ricava un beneficio indiretto e implicito, spesso a propria insaputa. Di fronte alla sintomatologia inquietante degli attacchi di panico, per esempio, il partner si è fatto più attento e premuroso che in passato. Oppure il disturbo d'ansia ha consentito al paziente di fornire un pretesto legittimo per non dover fare più un lavoro ormai incapace di motivarlo. O, ancora, la persona si occupa da anni di un parente malato e ammalarsi a propria volta le permette di affrancarsi da quella corvée. Sarebbe impossibile fare un elenco di tutti i guadagni secondari di una malattia. I pazienti hanno uno spiccato senso della responsabilità: per metterli fuori gioco deve capitare loro qualcosa di "molto serio". L'attacco di panico è il solo mezzo di cui dispongono per disfarsi del carico di impegni che non riescono più a sostenere.

Forse può sembrarvi strano, ma è un fenomeno che osservo quasi ogni giorno nel mio studio. Quando il paziente trova il coraggio di cercarsi un nuovo lavoro o di ingaggiare un infermiere professionista per assistere il genitore malato, gli attacchi di panico scompaiono all'improvviso. Il guadagno secondario può avere forme e ragioni anche diverse tra loro. Qualche tempo fa mi è capitato di studiare un caso particolarmente interessante.

Un caso di *secondary gain*

Nel febbraio del 2015 ho ricevuto una paziente che da qualche anno soffriva di attacchi d'ansia quando si trovava alla guida della sua automobile, in particolare mentre percorreva delle lunghe gallerie. Il problema aveva assunto proporzioni tali che le vacanze in famiglia andavano studiate a tavolino. I disturbi ansiosi della paziente, che a trentadue anni godeva, per il resto, di una salute di ferro, limitavano drasticamente la scelta delle località da visitare, con sempre più grave malcontento del marito e dei due figli.

All'epoca in cui si è presentata nel mio studio di Berlino, la paziente aveva già alle spalle due anni di terapia, ma le paure non l'avevano abbandonata, nonostante il farmaco che aveva iniziato ad assumere da parecchio tempo su consiglio del medico di base. La tendenza a prescrivere antidepressivi contro i disturbi d'ansia è parecchio diffusa, ma è un approccio che io sconsiglio decisamente, se non in rari casi. In queste pagine mi capiterà più volte di accennare al problema e di esporre le mie ragioni.

Nei diciotto mesi di terapia farmacologica, però, la paziente era ingrassata di undici chili, con ulteriori conseguenze spiacevoli sul suo umore.

Nel giro di quattro sedute, servendoci tra le altre cose della tecnica del *pitching* (che affronteremo più avanti), siamo riusciti a debellare i suoi attacchi di panico. La paziente ha ridotto il dosaggio dei farmaci sotto la guida del medico di famiglia e dopo qualche settimana ha smesso del tutto. Nel linguaggio degli specialisti si parla di sospensione graduale della terapia farmacologica. Da allora i viaggi in automobile non sono più stati un problema e neppure le lunghe gallerie hanno scatenato fenomeni ansiosi.

A otto mesi da quel piccolo miracolo mi ha ricontattato, distrutta. Piangendo al telefono, mi ha fatto sapere che gli attacchi di panico erano ricomparsi all'improvviso. Pur facendo del suo meglio, non era in grado di spiegare quella recrudescenza. Giunta nel mio studio, le ho fatto alcune domande mirate, scoprendo quasi subito che i suoceri, da quando era guarita, si erano fatti impazienti: visto che la famiglia poteva di nuovo viaggiare senza problemi, perché non andavano a trovarli? I genitori del marito abitavano all'altro capo di un lungo tunnel stradale, e quel tragitto era rimasto improponibile per una paziente a cui erano stati diagnosticati attacchi di panico. La visita era stata rimandata per quasi tre anni. Ora, però, la data si avvicinava.

Per ragioni facili da immaginare la paziente non poteva soffrire la suocera, e le precedenti visite ai due "orchi", come li chiamava lei, l'avevano talmente provata da costringerla a mettersi a letto per una settimana. Era evidente che gli attacchi di panico, per quanto in sé gravosi, rappresentavano un meccanismo di difesa. Ecco perché i fenomeni psicodinamici di questo genere prendono il nome di guadagni secondari. Ammalarsi le serviva, tra le altre cose, a evitare alcune conseguenze spiacevoli. Quel ragionamento, si capisce, era del tutto subconscio. La mia paziente non aveva recitato una commedia: l'ansia che provava era reale, gli attacchi di panico erano manifestazioni in piena regola accompagnate dalla tipica sensazione di morte imminente. Eppure, il ritorno periodico di quei sintomi presentava un vantaggio: quello di risparmiarle un incontro con la suocera-orchessa.

Osservando in che modo la paziente ha reagito alla mia diagnosi, ho capito di avere colto nel segno. Senza troppi tentennamenti, occorreva far capire alla famiglia che, nonostante la ritrovata salute, per il momento lei non aveva alcuna intenzione di rivedere i suoceri.

Dopo nove anni di matrimonio, veniva ancora accolta come una sconosciuta che aveva portato via alla madre il suo figlio diletto, e a malapena tollerata. Visto dunque che la sua presenza non era né indispensabile né gradita, la paziente ha fatto sapere che d'ora in poi avrebbe rinunciato a varcare la soglia di casa dei suoceri. Chiarita la decisione, il marito ha fatto visita ai genitori con i bambini e gli attacchi di panico sono nuovamente scomparsi. Perfino l'atteggiamento della suocera si è raddolcito non appena la paziente ha iniziato a chiamare le cose con il loro nome.

Quando una persona soffre di attacchi di panico o di altri disturbi ansiosi è sempre utile domandarsi se, accanto alle conseguenze spiacevoli, non vada incontro anche a un effetto vantaggioso. Da che cosa la proteggono quei sintomi? Da una frequentazione sgradita, da un cambiamento fattosi improcrastinabile, ma per il quale, finora, le sono mancate le forze o il coraggio? Magari una separazione, un cambio di lavoro, un trasloco? Oggi disponiamo di varie tecniche di colloquio studiate affinché emerga quasi subito il guadagno secondario di una malattia. In un primo tempo, i miei pazienti non colgono il nesso, non vogliono afferrarlo, perché la paura di un mutamento inevitabile li atterrisce perfino più dell'ansia. Un buon terapeuta, tuttavia, sa sempre aiutare la persona a prendere le misure necessarie per facilitare il cambiamento e orientarla verso una vita migliore, nell'immediato e sul lungo termine.

Forse non ci credete ancora, ma gli attacchi di panico sono una reazione difensiva del vostro subconscio, e quindi un fenomeno del tutto normale e sano.

Forse non ci credete ancora, ma gli attacchi di panico sono una reazione difensiva del vostro subconscio, e quindi un fenomeno del tutto normale e sano. Servono a proteggervi da qualcosa d'altro, qualcosa di ancora più tremendo. Grazie a questo libro, imparerete a capire perché, in certi frangenti, la vostra psiche attiva il programma di emergenza e che cosa potete fare per tornare alla normalità.

Riassumendo. Fate venire a galla le vere cause della vostra angoscia

- ◊ In molti casi gli attacchi di panico sono soltanto dei segnali d'allarme: subentrano quando per troppo tempo avete trascurato le vostre percezioni istintive.
- ◊ In alcune circostanze, anche l'assunzione di sostanze stupefacenti o di medicinali inappropriati può indurre attacchi di panico.
- ◊ A volte gli attacchi di panico si spiegano con forme non diagnosticate della sindrome di Roemheld e si possono eliminare agendo sulla propria dieta e facendo più moto.
- ◊ Spesso gli attacchi di panico derivano dall'automatizzazione di processi mentali negativi: meccanismi cerebrali che si possono smantellare applicando i giusti metodi.
- ◊ Non di rado, gli attacchi di panico evitano al paziente di fare i conti con un cambiamento fattosi ormai improcrastinabile. Non appena quel cambiamento ha luogo, scompaiono anche i sintomi ansiosi.

Capitolo 2

Imparare a riconoscere i segnali di allarme per rispondere nel modo corretto

Spesso i disturbi psicosomatici altro non sono che dei messaggi, segnali di allarme che il subconscio rivolge alle nostre facoltà intellettuali. Per guarire davvero occorre innanzitutto capire in che modo la psiche mette in atto questo gioco di prestigio, inducendo dei sintomi corporei anche quando gli organi e le regioni interessate sono perfettamente sani. Siccome negli anni della scuola non si viene quasi mai informati di questi fenomeni, moltissime persone, temendo per la propria sanità mentale, si augurano che gli attacchi di panico abbiano delle cause "vere", cioè un'origine organica. Il formicolio alle braccia o alle gambe, l'udito ovattato, la tachicardia, i crampi allo stomaco, un senso di compressione al petto e alla gola, le vertigini, la sensazione di vedersi dall'esterno sono tutte sensazioni "vere": come possono non avere una causa organica? Da un certo punto di vista, il ragionamento non è neppure sbagliato, sta di fatto che chi soffre

Spesso i disturbi psicosomatici altro non sono che dei messaggi, segnali di allarme che il subconscio rivolge alle nostre facoltà intellettuali.

di attacchi di panico è quasi sempre sano, sia nel corpo sia nella mente. La psiche dei pazienti sta solo cercando di attirare la loro attenzione sul fatto che un certo comportamento o un certo modo di pensare vanno modificati per evitare in futuro danni ancora maggiori. Imparare a leggere quei segnali per rispondere in maniera consona può aiutarvi a eliminare in modo rapido e definitivo i disturbi d'ansia e gli attacchi di panico che a volte possono derivarne.

La potenza del subconscio

Innanzitutto, per farci un'idea più chiara dei processi che si scatenano in voi quando si innesca un attacco d'ansia, vediamo come funziona il cervello. Il pensiero subconscio e le facoltà intellettuali coscienti funzionano in modo completamente diverso.

Il pensiero subconscio e le facoltà intellettuali coscienti funzionano in modo completamente diverso.

Il cervello di un essere umano adulto è formato da circa ottantasei miliardi di cellule nervose, dette neuroni, collegate tra loro da circa centomila miliardi di sinapsi. Questo significa che ciascuna cellula cerebrale è connessa ad almeno altre mille compagne. È complicato rappresentarsi grandezze del genere: basti sapere che il numero di combinazioni possibili, data la massa dei nostri neuroni e le loro connessioni, è ampiamente superiore a quello dei granelli di sabbia che esistono sul nostro pianeta. E stiamo parlando delle potenzialità combinatorie presenti in un unico cervello umano!

Le nostre facoltà intellettuali coscienti, però, sfruttano una parte relativamente limitata di questo enorme potenziale. La coscienza è in grado di percepire un massimo di otto informazioni al secondo, e impiega in media tre secondi per formulare un pensiero articolato. In passato si ripeteva spesso che l'uomo utilizza solo il dieci per cento delle sue facoltà mentali. Oggi sappiamo bene che si tratta di un mito, perché il pensiero subconscio è capacissimo di far lavorare il cento per cento delle nostre cellule grigie. Secondo le ultime ricerche è addirittura in grado di elaborare oltre ottantamila informazioni al secondo, e risulta quindi circa diecimila volte più rapido (o più "intelligente", se preferite) del pensiero razionale cosciente, del quale pure tanto ci gloriamo.

Attacchi di panico. Un gesto di premura della nostra psiche

A comandare nella nostra testa, come se ne può dedurre, è e resta il pensiero subcosciente, che comunica con noi per mezzo di determinate sensazioni, quelle che, per convenzione, associamo alla "pancia". Sapete a che cosa mi riferisco: spesso e volentieri, quando l'intelletto cosciente esita tra due alternative opposte, e soppesa gli argomenti a favore dell'una e dell'altra, proviamo già da un pezzo, in cuor nostro – nella nostra "pancia", appunto – una certa sensazione, un "Ma sì, dai..." o un "Perché no?", che, tuttavia, non sembra obbedire ad alcuna ragione trasparente. Significa che il pensiero subconscio, capace di performance molto più avanzate, ha già esaminato e messo a confronto tutti i dati a disposizione, incrociandoli con le esperienze pregresse di un'intera vita, e l'ha fatto in una frazione di secondo. L'intelletto cosciente, di fronte a una simile mole di informazioni, rimarrebbe paralizzato.

Per il subconscio, invece, è un gioco da ragazzi. Terminata l'analisi, la decisione arriva nel giro di poche frazioni di secondo e vi viene comunicata per mezzo di sensazioni spontanee.

Le conclusioni del pensiero subconscio tengono conto di un numero quasi incalcolabile di informazioni che l'intelletto non saprebbe utilizzare. Postura dell'interlocutore che ci sta di fronte, linguaggio corporeo, umore, vocabolario, odore ecc. Vari studi hanno mostrato che, al momento di scegliere un partner, il nostro cervello è in grado di stabilire, sulla base del solo olfatto, se quella persona sarà in grado di concepire una prole sana, ed è una sensazione del tutto subconscia. Per questo alcune persone "sanno di buono", mentre di altre sopportiamo a malapena la vicinanza.

Nel dubbio, dare retta alle intuizioni "di pancia" è sempre la scelta migliore. Altrimenti, presto o tardi, faremo i conti con le conseguenze, perlopiù spiacevoli. Non so come vi sentiate in questo momento, ma conosco decine di persone che hanno pagato più di una volta un prezzo salato per non avere voluto dare retta al loro "istinto".

Nel dubbio, dare retta alle intuizioni "di pancia" è sempre la scelta migliore.

Il pensiero subconscio è come un supercomputer che ci trasmette in tempo reale i referti delle sue analisi sulle situazioni che ci troviamo a vivere, fornendo consigli su come muoverci. Lo fa con uno scopo ben preciso: tenerci lontani dai guai. Quando scegliamo di non ascoltarli, e facciamo di testa nostra, il subconscio ci manda dei segnali di allarme, dapprima lievi, poi, se necessario, sempre più perentori. I segnali più categorici sono meglio noti come disturbi psicosomatici. Agendo sui neurotrasmettitori, il nostro cervello è in grado di simulare, nel giro di pochi secondi, delle patologie in tutto e per tutto corporee, senza intaccare l'organo interessato, che rimane sano. Ne riparleremo. Prima, però, vorrei provare a chiarire l'azione di questi meccanismi psicosomatici con un esempio figurato.

Immaginate una madre amorevole che osserva il figlioletto di quattro anni giocare a calcio in un parco. Il bambino, ancora inesperto e quasi del tutto ignaro del mondo, simboleggia l'intelletto cosciente. La madre, forte di decenni di esperienza, fisicamente più robusta e capace di anticipare situazioni future, rappresenta il subconscio. Ora, immaginate che il bambino, assorto nel gioco, corra via calciando il pallone, avanti, sempre più avanti, senza rendersi conto che sta per attraversare una strada trafficata. La madre, cioè il subconscio, se ne accorge subito e grida: «Stop! Fermati dove sei!». Lancia la sua ammonizione una, due, tre volte. Se neppure allora il bambino le dà retta, la madre gli correrà incontro e lo strattonerà via dal ciglio della strada, magari all'ultimo istante. Il bambino resterà sconvolto da quel comportamento, incapace di spiegare l'agitazione della madre e la violenza del suo gesto. Gli attacchi di panico sono l'equivalente di quello strattone. Come la madre della nostra storiella, anche il vostro subconscio, preoccupato dalla vostra indifferenza ai suoi segnali, vi ha per così dire afferrato per la collottola e costretto a riesaminare alcuni aspetti della vostra esistenza. Quali? Ne ho già indicati alcuni nel capitolo 1, ma tra qualche pagina studieremo il problema più nel dettaglio.

Uno dei compiti principali del subconscio è proprio quello di proteggere la persona, impedendole di perseverare troppo a lungo nella direzione sbagliata. Come abbiamo visto, in caso di necessità, il subconscio non esita a servirsi di mezzi anche drastici. Gli attacchi di panico, insomma, non sono tanto una patologia, quanto una forma di premura, un modo per evitarci di incappare in guai peggiori. Forse ora vi è chiaro da dove provengano quei sintomi organici sbucati all'improvviso, dal nulla. Quando non prestate ascolto ai richiami della "pancia", la psiche non esita a servirsi delle maniere forti. Inducendo reazioni corporee per mezzo dei neurotrasmettitori può costringervi ad abbandonare certe condotte, o quantomeno a riflettere bene su quello che state facendo.

Quando non prestate ascolto ai richiami della "pancia", la psiche non esita a servirsi delle maniere forti.

I neurotrasmettitori. Il potente alleato della nostra psiche

I neurotrasmettitori sono sostanze prodotte dal nostro organismo che veicolano informazioni per mezzo delle quali il cervello è capace di indurre nel corpo pressoché qualunque reazione. Ne esistono varie decine. I più noti si chiamano adrenalina, noradrenalina, serotonina, dopamina, ossitocina e istamina. Ogni volta che proviamo paura o ansia, il cervello stimola le ghiandole surrenali, ordinando loro di secernere il neurotrasmettitore adrenalina, che a sua volta induce il cuore ad accelerare i battiti, riempiendo il sangue di nutrienti e ossigeno, destinati soprattutto alle braccia e alle gambe. Il motivo è presto detto: quando una situazione ci spaventa, è fondamentale poter fuggire il più rapidamente possibile, o quantomeno potersi difendere.

Nelle persone affette da disturbi d'ansia, questo sovrappiù di sostanze nutritive e di ossigeno non viene consumato nella fuga o nella lotta: al contrario, la persona ansiosa si sente paralizzata e tende a non muoversi da casa. Il corpo deve dunque trovare un'altra soluzione per smaltire le eccedenze e recuperare il prima possibile un sano equilibrio biologico. Come procede? Sfruttando micromovimenti della muscolatura. Forse vi diranno qualcosa il formicolio alle braccia e alle gambe, o quel tremito improvviso accompagnato da una brusca impennata della temperatura corporea. È un modo per bruciare l'energia in eccesso distribuita alle cellule. Per questo i fenomeni ansiosi sono quasi sempre accompagnati da vampate di calore e sudorazione alle mani. Non bisogna impressionarsi, perché ci sentiremmo ancora più ansiosi: in realtà, questi segnali indicano che il vostro corpo sta prendendo le necessarie contromisure per ricreare un equilibrio.

Se durante un attacco d'ansia provate una sensazione di freddo, piuttosto che di calore, è probabile che abbiate respirato in modo troppo rapido e profondo, sempre a causa della paura. La cosiddetta iperventilazione serve a espellere il maggior volume possibile di anidride carbonica e ha l'effetto di innalzare il pH del sangue, modificare alcune reazioni metaboliche dell'organismo e compromettere nel giro di breve tempo l'irrorazione sanguigna delle mani, dei piedi e del cervello. Anche in queste circostanze si possono manifestare giramenti di testa, formicolii e sudorazione, a volte addirittura crampi muscolari.

Nei casi limite, per fortuna molto rari, può capitare di perdere coscienza, eppure, perfino lo svenimento è un meccanismo di difesa messo in atto da un organismo perfettamente funzionante, anzi, addirittura furbo. È un ottimo modo, seppur radicale, per riportare la respirazione nella norma. È ciò che accade quando perdiamo i sensi, anche se il blackout, in genere, dura solo pochi secondi.

Non dimenticate mai che tutte le reazioni corporee sgradevoli che vi è capitato di sperimentare avevano uno scopo ben preciso: quello di proteggervi da danni più seri. Perfino la dissenteria e i crampi allo stomaco si possono spiegare così. Oltre all'adrenalina, l'organismo secerne il neurotrasmettitore istamina, che agisce sulla pelle ma influenza anche certe funzioni dello stomaco, dell'intestino e dei bronchi. Tra le altre cose, è l'istamina a far contrarre di botto lo stomaco nei momenti di paura o angoscia. Lo fa per il nostro bene, perché quando una sensazione di paura innesca nel nostro organismo la modalità di fuga o di lotta, ogni risorsa energetica è utilizzata per salvare la pelle. Siccome il processo digestivo consuma parecchia energia, il cervello, tramite l'istamina, lo blocca. Quell'energia verrà utilizzata per la fuga o l'autodifesa.

L'istamina, inoltre, ci aiuta a sbarazzarci della nostra "zavorra": si tratta di un antichissimo programma genetico che oggi non arreca più alcun beneficio pratico per l'essere umano, ma che in termini evolutivi risulta più che giustificato. Se vi è capitato di guardare un documentario sul mondo animale, sapete già di cosa sto parlando: gli animali in fuga perdono sempre feci e urina. È un modo per "alleggerirsi" di un peso, per aumentare la velocità di quel tanto che può determinare la sopravvivenza o la morte.

Quell'antichissimo istinto genetico di sopravvivenza è ancora in noi. Per questo i pazienti che vanno soggetti ad attacchi di panico, appena ritornati in sé, provano un forte bisogno di urinare. In certi casi interviene anche la dissenteria. È un fenomeno normale, vecchio – appunto – quanto il genere umano. Ne rimane traccia anche nel linguaggio quotidiano. Quando vogliamo alludere a un sentimento di paura non parliamo di "farsela sotto"? Basta prestare orecchio a questa e altre simili espressioni per ritrovare traccia di vari disturbi psicosomatici travestiti da modi di dire: "Mi è rimasto qui", "Mi mozza il fiato", "Ho un peso sullo stomaco", "Mi sento mancare" ecc. Sono frasi idiomatiche che alludono a reazioni corporee innescate dai neurotrasmettitori i quali, come ho già sottolineato, non provocano nessun danno concreto ai nostri organi.

Il discorso cambia quando costringiamo il nostro subconscio a mandarci troppo spesso segnali di allarme, magari perché restiamo aggrappati a uno stile di vita nocivo per paura di cambiare. In questo caso, anche l'organismo più sano finisce per pagarne il prezzo. Iniziano a manifestarsi delle "vere" patologie, che però scompaiono non appena abbiamo appreso la lezione. Le ulcere gastriche, le ernie del disco, le dissenterie croniche, il fuoco di sant'Antonio e le irritazioni cutanee sono quasi sempre riconducibili a disturbi ansiosi, e nella mia esperienza di terapeuta mi capita quasi ogni settimana di vedere almeno un paziente guarire prontamente da simili disturbi non appena comprende di doversi sintonizzare in maniera corretta sui segnali che provengono dal subconscio.

Insomma, risparmiate alla vostra famiglia una sequela di inutili visite specialistiche, di chiamate al 118. Una seconda gastroscopia o un terzo elettrocardiogramma non daranno risultati diversi dai precedenti. Concentratevi, piuttosto, su ciò che il vostro subconscio sta cercando di dirvi fin dall'inizio e imparate a padroneggiare le tecniche e gli esercizi che possono aiutarvi a rimettere in sesto il vostro cervello, e quindi anche la vostra vita.

L'eterna lotta tra la "pancia" e l'intelletto

Spesso e volentieri, come già accennato, gli attacchi di panico non sono altro che gesti di riguardo del vostro subconscio, che cerca di spronarvi a cambiare alcuni aspetti della vostra esistenza. Magari l'istinto ve lo diceva da un pezzo, ma l'intelletto si è arrampicato sugli specchi per trovare sempre nuovi pretesti e rimandare alle calende greche cambiamenti che si sono resi ormai indispensabili. A un certo punto, però, il subconscio perde la pazienza e ricorre alle maniere forti.

In altre parole, si tratta di imparare o reimparare ad ascoltare il proprio istinto. Già, ma come distinguere una decisione che viene dal subconscio, dunque "di pancia", da una "di testa", presa dalle facoltà raziocinanti? È più facile di quanto forse non crediate, perché un indizio c'è, ed è lampante:

La pancia non si perde mai in spiegazioni, la testa lo fa continuamente

Quando il vostro istinto oppone un "no" inappellabile (per esempio quando il vostro capo esige da voi più ore di straordinari) la testa inizia a cavillare: "Ma sì, perché no, è una buona occasione per guadagnare qualche soldo in più". Oppure: "A che servirebbe cercarsi un altro posto, i datori di lavoro sono tutti uguali". La pancia incalza: "Basta, fermati, hai bisogno di una pausa", e lo fa senza fornire spiegazioni. La testa, invece, riprende ad argomentare: "Dai, ancora un piccolo sforzo, così non ti tocca pensarci la settimana prossima". Sennonché, quando siete così affaticati da non riuscire più a lavorare in modo produttivo, qualcosa finisce sempre per andare storto, e vi toccherà, magari, passare il resto della giornata a rimediare al guaio. Quando il vostro corpo non ne può davvero più, la psiche interviene per procurarvi il necessario riposo, e il più delle volte lo fa per mezzo di un disturbo. Forse non ci credete ancora, ma sta di fatto che:

Il subconscio, che vi parla per mezzo della "pancia", la sa sempre più lunga dell'intelletto.

Il mio consiglio è: smettete di lottare contro l'istinto. Le sensazioni di "pancia" hanno una precisa ragion d'essere, che è quella di proteggervi e impedirvi di imboccare una strada sbagliata che potrebbe nuocervi. Naturalmente, c'è un "ma". Della pancia è bene fidarsi solo quando i fenomeni ansiosi sono apparsi all'improvviso.

È il caso della persona che ama viaggiare in automobile e alla quale, di punto in bianco, senza alcun preavviso, il solo pensiero di salire a bordo inizia a scatenare violenti attacchi di panico e la paura delle gallerie e delle autostrade la induce a rinunciare.
Il quadro risulta più complesso se abbiamo a che fare con persone che hanno una lunga storia di ansia alle spalle e che, per esempio, non hanno mai preso la patente. In questi casi, spesso si tratta di individui che hanno introiettato comportamenti iperansiosi già in età infantile per il tramite dei neuroni specchio: il loro cervello risulta programmato in funzione di quegli atteggiamenti. Molte di queste persone soffrono, in modo più o meno marcato, di fobie sociali.
In casi simili occorre più tempo per estirpare la radice dell'ansia e dell'insicurezza, perché si tratta di cancellare modelli di pensiero consolidati e di impararne altri, totalmente nuovi. Eppure, come dimostra il decorso clinico di parecchi miei pazienti, perfino nelle situazioni più gravi, utilizzando in maniera giusta e con la necessaria sistematicità le tecniche descritte in questo libro, bastano quattro-sei mesi.

Quando gli esami medici non danno risultati

Ora che sapete in che modo il vostro corpo induce certi sintomi e forse anche il motivo per cui lo fa, anche il fatto che nessun esame specialistico abbia messo in luce disturbi di tipo organico trova una sua spiegazione. Per forza, non ce ne sono! Consideratela una bella notizia, perché grazie alla ricerca scientifica sul cervello il vostro problema si può ormai risolvere con alcuni "trucchi" (più avanti vi spiegherò tutto quello che c'è da sapere), senza alcun bisogno di ricorrere a rimedi più impegnativi, come terapie farmacologiche o, addirittura, operazioni chirurgiche.

Sottovalutare il potere della psiche e curare le malattie psicosomatiche come se si trattasse di veri disturbi fisici è un errore assai più diffuso di quanto potreste immaginare. Parecchi miei pazienti, per esempio, soffrono di ipertensione arteriosa. Molti di loro si misurano la pressione ogni giorno e alcuni assumono da anni betabloccanti per mantenere i valori nella norma.

Eppure, basta la paura di avere la pressione alta per far schizzare quei valori alle stelle: è un fenomeno noto in medicina, detto "ipertensione da camice bianco".* Si chiama così perché in certi pazienti la sola presenza di un medico è sufficiente a produrre un innalzamento della pressione.

Qualcosa di simile accade alle persone che tengono in casa gli strumenti per misurarsela, ma sono terrorizzate dai possibili risultati. Per questo consiglio ai miei pazienti di ricorrere a misurazioni fatte sull'arco di ventiquattro ore. Se i valori riscontrati sfiorano soltanto di rado la zona rossa, parlate con il vostro medico e valutate seriamente l'opportunità di ridurre progressivamente il dosaggio dei betabloccanti. A lungo andare, assumere medicinali superflui sulla base di misurazioni fuorvianti può danneggiare l'organismo. La presenza di picchi di pressione distribuiti nel corso della giornata non è un buon motivo per ricorrere ai farmaci.

Avrete di sicuro già notato che una delle mie priorità, in questo libro, è spiegarvi nel modo più semplice e chiaro che cosa succede al vostro corpo da quando soffrite di sintomi ansiosi. Mi piacerebbe vedervi riprendere il controllo delle vostre

---

* Tipu V. Khan *et al.*, *White Coat Hypertension: Relevance to Clinical and Emergency Medical Service Personnel*, in «Medscape General Medicine», 9 (1), 2007, p. 52.

vite, anziché fidarvi a occhi chiusi del parere di questo o quel medico.

A volte è sufficiente un pizzico di buon senso per capire che un'indicazione terapeutica impartita in buona fede rischia di non risultare efficace.

Riprendiamo l'esempio dell'ipertensione arteriosa. Immaginate di stare annaffiando un giardino. La canna è troppo corta e non vi consente di raggiungere le parti più distanti. Che cosa fate? Io, quando lavoro in giardino, comprimo leggermente l'estremità della canna o chiudo con il pollice una parte dell'imboccatura. La pressione della colonna d'acqua aumenta e il getto, fattosi più rapido e potente, arriva più lontano. Il vostro corpo funziona proprio così! Quando appaiono dei sintomi da stress, l'organismo provvede a far circolare più nutrienti e ossigeno nel sangue: a questo scopo restringe il diametro delle arterie e aumenta la pressione, accelerando l'apporto di sostanze utili e lo smaltimento delle scorie cellulari. Non c'è nulla di patologico in tutto ciò: è una reazione sana e comprensibile. Al cessare della situazione di stress anche la pressione arteriosa rientra nella norma. Se però intervenite con mezzi artificiali, per esempio riducendo la pressione sanguigna con i betabloccanti, il vostro corpo troverà un altro sistema per accelerare la circolazione. Per esempio, elevando la frequenza del battito cardiaco.

Mi piacerebbe vedervi riprendere il controllo delle vostre vite, anziché fidarvi a occhi chiusi del parere di questo o quel medico.

Anche gli esami del sangue, come l'emocromo, sono tutt'al più la fotografia di una situazione in movimento, dinamica. Sapevate che, grazie a un semplice esercizio, alcuni valori si possono modificare in modo apprezzabile nel giro di due o tre minuti? Lo hanno scoperto la psicologa sociale statunitense Amy Cuddy* e i suoi colleghi Dana Carney e Andy Yap. Basta assumere quelle che gli autori chiamano "pose di forza" (*power poses* in inglese): sedetevi a una scrivania, per esempio, intrecciate le dita dietro la nuca e poi appoggiate i piedi sul banco. Mantenete la posa da "capoufficio" per almeno due minuti, meglio ancora per cinque. In pochi secondi i livelli di testosterone salgono notevolmente, mentre i livelli di cortisolo, l'ormone dello stress, calano in modo altrettanto netto. In parallelo, aumenta anche la predisposizione del soggetto al rischio, un effetto senz'altro vantaggioso per i pazienti che soffrono di attacchi di panico.

Spesso sono sufficienti accorgimenti semplici per indurre cambiamenti significativi. Dare retta al proprio istinto, assumere una "posa di forza", non affrettarsi a fagocitare tutto quello che vi viene ordinato e smettere di vedere il panico come una malattia per iniziare a capire che cosa è davvero: un gesto di riguardo del vostro subconscio, preoccupato per la vostra salute.

Forse, nel giro di qualche settimana, capiterà anche a voi quello che è successo a una mia paziente, per questo vi riporto l'e-mail straordinaria che mi ha inviato:

Gentile dottor Bernhardt,

non riesco ancora a capacitarmi della rapidità con la quale ho ricominciato a vivere senza attacchi di panico grazie ai suoi

* Dana R. Carney, Amy J.C. Cuddy, Andy J. Yap, *Power Posing: Brief Nonverbal Displays Affect Neuroendocrine Levels and Risk Tolerance*, in «Psychological Science», 21 (10), 2010, pp. 1363-1368.

esercizi. Anzi, ora sono addirittura grata agli attacchi di panico! Se non fosse stato per loro, probabilmente non mi sarei mai soffermata a riflettere su tutte le cose che nella mia vita non funzionavano più. E invece, proprio quando non sapevo più che pesci pigliare, ho trovato il coraggio di affrontare di petto il cambiamento. A cose fatte mi dico che avrei dovuto prendere certe decisioni già diversi anni fa. Oggi mi domando spesso perché la mia psiche sia stata costretta a ricorrere al panico per indurmi a vivere la vita che sognavo già da tanto tempo. Sono passati soltanto quattro mesi dall'ultima visita, eppure da quindici anni a questa parte le mie condizioni, anzi, la mia intera esistenza, non sono mai state migliori. Perfino i miei amici hanno notato il cambiamento positivo e non riescono a credere che siano bastate così poche sedute. Non vedo l'ora di proseguire il viaggio e di scoprire dove mi porterà. Per la prima volta in vita mia non ho paura di affrontare i compiti nuovi e i nuovi incontri che il futuro ha in serbo per me. Le mie esperienze degli ultimi mesi sono indescrivibili, e mi sento diventare ogni giorno più forte.

Grazie infinite per ogni cosa
Nicole W.

Il messaggio di Nicole W. mi ha profondamente commosso. Per vivere una vita piena di gioia, indipendenza e serenità le è bastato dare retta all'istinto, considerare la "pancia" per quello che è sempre stata, fin dall'alba dell'umanità: il consigliere più efficace e intelligente a nostra disposizione. Mi piacerebbe che anche voi poteste sentirvi altrettanto entusiasti della nuova vita che vi attende. Nel prossimo capitolo, dopo aver passato in rassegna i segnali d'allarme che tendiamo a non prendere abbastanza sul serio, entreremo nel merito di altri tre possibili fattori capaci di scatenare gli attacchi di panico. Per tornare a vivere una vita serena bisogna imparare a riconoscere tutte le possibili cause dei vostri disturbi d'ansia.

Riassumendo. Perché non siete malati (anche se vi sembra di esserlo)

In uno dei suoi spettacoli, il dottor Eckart von Hirschhausen, un medico e cabarettista tedesco di straordinario talento, racconta la storia di un pinguino sperduto nel deserto. Il malcapitato animale si è ritrovato tra le dune di sabbia rovente, soffre terribilmente il calore e sembra incapace di cavarsi di impiccio con le proprie sole forze. Con le zampette corte che si ritrova non può correre, le ali sono troppo tozze per consentirgli di volare, e non ci sono pozze d'acqua in vista. Povero pinguino! Come ci è capitato nel bel mezzo di un deserto? Non potrà mai vivere felice in un posto del genere.

Eppure, a pensarci bene, è il pinguino a essere inadeguato o è il deserto a non fare per lui?

Il pinguino, di per sé, non ha nulla che non vada. Non è malato: è soltanto fuori posto, lontano dal suo elemento naturale, che è l'acqua. Che cosa gli conviene fare? Rimuginare per settimane su quella spiacevole situazione, domandarsi quali farmaci potranno aiutarlo a combattere l'arsura, oppure trovare un sistema per raggiungere il prima possibile una pozza?

Neanche voi siete malati (anche se vi sembra di esserlo): vi trovate nell'elemento sbagliato. Forse il vostro lavoro non fa

Forse il vostro lavoro non fa più per voi, forse non vivete con la persona giusta, magari frequentate ambienti tossici.

più per voi, forse non vivete con la persona giusta, magari frequentate ambienti tossici. Quando avrete preso coscienza del problema e sarete tornati a muovervi nell'elemento giusto, vi sentirete di nuovo a vostro agio.

Riepiloghiamo brevemente quello che avete imparato in questo capitolo sulle possibili cause degli attacchi di panico:

◊ Nella maggior parte dei casi, a innescare un attacco di panico è la nostra ostinazione a non dare retta alle sensazioni istintive.
◊ La "pancia", a differenza dell'intelletto, non inventa mai scuse o si perde in spiegazioni. Quando vi trovate a soppesare i pro e i contro di un'alternativa, siete già in pieno raziocinio cosciente e, per ciò stesso, rinunciate ad avvalervi dei meccanismi decisionali incredibilmente precisi e performanti a disposizione del vostro pensiero subconscio.
◊ Persistendo nel pensiero negativo e nella ruminazione, si instaurano degli automatismi cerebrali che predispongono ai disturbi d'ansia e ai sintomi depressivi, e il pessimismo programmatico, a lungo andare, può compromettere la vostra salute.
◊ A volte i sintomi ansiosi dipendono da cause fisiche, ma in questi casi, a causare una sequela di attacchi di panico propriamente detti è quasi sempre la ruminazione che segue i primi sintomi.
◊ Sono i neurotrasmettitori a innescare i sintomi organici che accompagnano i disturbi d'ansia. Il soggetto non è malato, né in senso fisico né in senso mentale: la sua psiche sta solo cercando di avvertirlo della necessità di modificare quanto prima il suo stile di vita.

Capitolo 3

Eliminare i disturbi d'ansia causati da influssi esterni

Gli influssi esterni capaci di suscitare disturbi ansiosi sono moltissimi. Determinati farmaci e droghe, una situazione problematica a casa o sul lavoro, sviluppi negativi a livello sociale o tra le proprie frequentazioni ecc. Vale la pena analizzarli uno per uno perché spesso si influenzano a vicenda. Tanto maggiore sarà la precisione con la quale avrete imparato ad analizzare gli elementi che vi riguardano, tanto più facilmente riuscirete a sbarazzarvi, un po' per volta, delle vostre paure.

La ricerca ha dimostrato che numerose sostanze hanno il potere di indurre degli attacchi di panico, come certi antidepressivi che, per esempio, continuano a essere prescritti per intervenire non di rado su sintomatologie insorte proprio a causa della terapia farmacologica. Della lista fanno parte anche i cosiddetti neurolettici, utilizzati nella cura della schizofrenia, come pure il proormone tiroxina, del quale parleremo più avanti.

> Tutte le sostanze stupefacenti agiscono sul cervello: vengono assunte proprio per questo.

Una causa assai più frequente è l'assunzione di droghe. Tutte le sostanze stupefacenti agiscono sul cervello: vengono assunte proprio per questo. Molti, per esempio, apprezzano le proprietà dell'alcol, che a seconda della quantità migliora l'umore e abbassa la soglia di inibizione, oppure intorpidisce e annebbia. Eppure, contrariamente a quello che si crede, è piuttosto raro che l'insorgere di disturbi ansiosi risulti legato al consumo di bevande alcoliche. Nel caso delle droghe è l'opposto: esiste un'elevata probabilità che l'assunzione si accompagni, presto o tardi, ad attacchi di panico. Il THC, il principio attivo della cannabis, è il responsabile numero uno, ma anche l'ecstasy e la cocaina hanno significativi effetti collaterali. Senza contare i *magic mushrooms*, i cosiddetti funghi allucinogeni, e le droghe sintetiche di fabbricazione più recente, indicate da più parti come degli importanti fattori di rischio.

Come ho già osservato nelle prime pagine, se il vostro primo attacco di panico si manifesta entro quarantotto ore dall'assunzione di droghe, sospendetene subito il consumo. In presenza di sostanze psicoattive, il cervello non si limita a vivere un'esperienza, ma immagazzina quell'esperienza sotto forma di nuove connessioni neurali. Ogni successivo consumo di droghe riattiva e rafforza le relative sinapsi, aumentando il rischio che gli spiacevoli effetti collaterali si ripetano.

Le stesse precauzioni dovrebbero essere messe in campo quando si prendono dei farmaci, soprattutto se avete la sensazione che siano legati al manifestarsi dei vostri attacchi di panico. Parlatene con il medico curante, spiegategli i vostri sospetti e valutate insieme l'ipotesi di sospendere la terapia o di sperimentare un altro tipo di cura.

A prescindere dalla specifica sostanza che tende a scatenare attacchi di panico, il vostro cervello ha già archiviato numerose esperienze negative legate all'uso di quell'agente psicoattivo.

L'astinenza, di per sé, non basta a cancellare quelle connessioni neurali. Da un lato occorre sospendere l'assunzione, ma dall'altro bisogna procedere quanto prima a demolire le sinapsi legate al suo consumo. Siccome però non si può agire direttamente sul cervello, bisogna compiere una piccola deviazione.

Attraverso una forma particolare di training mentale, dobbiamo costruire nuovi percorsi neurali legati a informazioni positive. Non appena queste connessioni saranno più forti di quelle negative, il cervello inizierà spontaneamente a utilizzarle come corsie preferenziali, a discapito delle precedenti, che a poco a poco cadranno in disuso. Nel capitolo 4 vedremo come questi concetti si traducono sul piano neurobiologico e qual è il ruolo del rinnovo cellulare.

A volte basta una terapia diversa

Tra i soggetti a rischio di attacchi di panico ci sono i pazienti affetti da ipotiroidismo, specialmente quelli che assumono per tutta la vita il proormone tiroxina. Per fortuna esistono terapie alternative in grado di minimizzare gli effetti collaterali. A volte è sufficiente affiancare alla tiroxina (T4) l'altro principale ormone tiroideo, la triiodotironina (T3). Alla vostra prossima visita dall'endocrinologo, non dimenticate di farvi prescrivere anche la T3, non meno essenziale al vostro benessere del più noto ormone T4, dispensato come presidio standard.

Un altro modo per scongiurare eventuali attacchi di panico legati all'ipotiroidismo è sostituire gli ormoni artificiali con ormoni naturali, estratti da ghiandole suine. Grazie a questo semplice accorgimento, molti dei miei pazienti hanno risolto una volta per tutte il problema. Gli ormoni naturali di origine suina hanno un ventaglio di effetti terapeutici più ampio e variegato di quello della tiroxina di sintesi, per cui, oltre a ridurre il rischio di attacchi di panico, possono garantire benefici aggiuntivi: alcuni miei pazienti sostengono di dormire meglio, di avere perso qualche chilo e di sentirsi meno soggetti agli sbalzi di umore.

Purtroppo, i medici specializzati in questo tipo di riconversione sono ancora piuttosto rari, senza contare che gli ormoni naturali vanno importati dall'estero, con costi non indifferenti. Per chi soffre di tiroidite di Hashimoto, esiste comunque la possibilità di ritrovare una vita serena e senza panico. Mia moglie Daniela, che convive da anni con questa patologia, ha creato la pagina hilfe-bei-hashimoto.de per aiutare chi si trova nella sua stessa condizione. Oltre a fornire informazioni utili sugli ormoni naturali, il sito propone un elenco di medici specializzati in questo genere di terapia, abilitati a importare i farmaci necessari.

Meccanismi di difesa: nausea, vampate di calore e vertigini

L'organismo umano è una macchina meravigliosa, dotata di sofisticatissimi meccanismi di difesa e preallarme. Per tutta la vita il corpo veglia sulla nostra incolumità per impedirci di farci del male.

Quando ingeriamo una sostanza tossica o assumiamo droghe alle quali siamo intolleranti, l'organismo reagisce pressoché all'istante con nausee, capogiri o vampate di calore, seguite da vomito e diarrea. Sono modi per aiutarci a espellere le materie nocive.

Nessuno trova strano che l'ingestione di alimenti malsani, l'abuso di medicinali e l'assunzione di droghe possa scatenare quasi subito reazioni organiche sgradevoli, eppure tanti non riescono a concepire che la nostra psiche possa fare altrettanto, mandandoci avvertimenti dello stesso genere quando una situazione lavorativa, sentimentale o personale, potenzialmente dannosa, si è protratta oltre il dovuto. Dal punto di vista biochimico, i processi innescati da un'intossicazione alimentare non sono poi così diversi da quelli che accompagnano un attacco di panico. All'organismo non interessa che a minacciare la salute dell'individuo siano medicinali, droghe o una prolungata sordità alle ammonizioni del subconscio: più gravi sono i rischi, maggiore è la prontezza con cui il corpo tenterà di scongiurarli, ricorrendo a ogni mezzo disponibile.

Per il tramite dei neurotrasmettitori e degli ormoni, reagiamo a qualunque tipo di contatto patogeno con sintomi fisici e psichici simili tra loro: nausea, crampi allo stomaco, sbalzi di temperatura corporea, vertigini, indolenzimenti, alterazioni della sensibilità, tachicardia. La sola differenza è che gli avvertimenti di origine psichica hanno, di norma, una curva più morbida: piuttosto blandi all'inizio, cominciano ad assumere forme inquietanti solo quando li abbiamo ignorati troppo a lungo, mentre i segnali di allarme innescati dall'assunzione di sostanze nocive tendono a essere immediatamente percettibili.

Psicofarmaci. Un rimedio peggiore del male?

Antidepressivi

Proprio perché i disturbi di origine psichica risultano spesso debilitanti, parecchi medici e psicoterapeuti sono convinti di poter alleviare in tempi brevi il disagio dei loro pazienti e aiutarli a ritrovare un equilibrio interiore prescrivendo dei farmaci. Non stupisce dunque che gli antidepressivi siano oggi tra i medicinali di più largo consumo in tutto il mondo.

Alla base di questo approccio terapeutico c'è l'idea che la depressione e i fenomeni ansiosi siano legati a una carenza di serotonina e noradrenalina, due neurotrasmettitori che la ricerca scientifica associa alla possibilità di provare gioia e serenità.

Gli antidepressivi hanno il compito di stimolare la produzione e la circolazione di tali sostanze. Niente da ridire sulla teoria, ma che cosa succede nella pratica? A me è capitato più volte, per esempio, di ricevere pazienti ai quali, durante un soggiorno in ospedale, erano stati prescritti anche quattro o cinque psicofarmaci contemporaneamente perché nessuno di essi aveva sortito l'effetto desiderato. Un paziente, in particolare, ha avuto l'impressione che i medici brancolassero nel buio, nella speranza di azzeccare, per un colpo di fortuna, il farmaco giusto, capace di alleviare le sue sofferenze.

Il riscontro soggettivo dei pazienti non deve sorprendere più di tanto se si conoscono gli studi più recenti sull'argomento. Collazionando sei diversi contributi, Jay Fournier, dell'Università della Pennsylvania, ha mostrato che l'efficacia degli antidepressivi risulta apprezzabile soltanto nei casi più gravi.* Quando però si considera la totalità dei pazienti curati con questi farmaci, se ne deduce che gli effetti positivi riguardano al massimo il venticinque per cento di chi li assume: il restante settantacinque non trae alcun beneficio, anzi, spesso deve fare i conti con pesanti effetti collaterali.

Gli antidepressivi non sono in grado di agire sulle origini del problema, cioè sulle connessioni neurali del nostro cervello: si limitano a manipolare l'economia dei neurotrasmettitori, confidando di rendere meno gravosa la sua percezione del problema. Immaginate che il sistema di raffreddamento della vostra automobile si metta a gocciolare: sarà meglio provvedere a riparare la fuga oppure rabboccare di giorno in giorno il recipien-

---

* Jay C. Fournier *et al.*, *Antidepressant Drug Effects and Depression Severity: A Patient-Level Meta-Analysis*, in «Journal of the American Medical Association», 303 (1), 2010, pp. 47-53.

te del liquido di raffreddamento per evitare che il motore si surriscaldi? Con il passare del tempo la perdita non farà che peggiorare, mentre l'autonomia del veicolo si ridurrà progressivamente. Bisognerà fermarsi sempre più spesso per rabboccare il circuito.

Se nel caso di un'automobile è più sensato riparare il guasto invece di arrabattarsi per contenere i disagi, perché la cura dei disturbi ansiosi dovrebbe funzionare in modo diverso? Conviene modificare il cervello per mezzo di appositi esercizi, così da intervenire sui meccanismi che producono l'ansia, ovvero sugli automatismi del pensiero. La terapia farmacologica non è poi tanto diversa dal comportamento di chi si ferma ogni volta a rabboccare il sistema di raffreddamento dell'auto: si evita per qualche tempo di portare il veicolo in officina, ma non si può dire che il problema sia stato risolto.

Conviene modificare il cervello per mezzo di appositi esercizi, così da intervenire sui meccanismi che producono l'ansia, ovvero sugli automatismi del pensiero.

Anche in ambito scientifico, da qualche anno a questa parte, l'atteggiamento degli esperti nei riguardi degli antidepressivi si fa sempre più scettico. Non è più del tutto scontato che garantiscano gli effetti promessi dalle case produttrici. Alcune note aziende farmaceutiche statunitensi sono già state condannate a multe miliardarie per avere mentito a scopo promozionale sugli effetti benefici di certi antidepressivi e neurolettici (questi ultimi vengono spesso prescritti anche in presenza di disturbi ansiosi, anche se la loro efficacia, in questo campo, è tutta ancora da dimostrare).

Dal 2005, sui fogli informativi di tutti gli antidepressivi in commercio negli Stati Uniti si deve specificare, per legge, in modo chiaro e comprensibile, che l'assunzione di certi principi attivi da parte di pazienti in giovane età può aumentare la propensione al suicidio.

Perché i pacchetti di sigarette ammoniscono il fumatore a caratteri cubitali, mettendolo in guardia dai rischi connaturati al fumo, mentre i medicinali non soggiacciono ad alcun obbligo del genere? Per me rimane un mistero. Chi desidera approfondire i potenziali rischi delle terapie farmacologiche può rifarsi ai consigli di lettura proposti sul nostro sito, dove troverà utili riferimenti bibliografici.

Sedativi forti (benzodiazepine)

Nel trattamento dei disturbi d'ansia, oltre agli antidepressivi, trovano spesso impiego ansiolitici a forte rischio di dipendenza, le cosiddette benzodiazepine. Sul mercato ne esistono oltre venti tipologie diverse. Il più delle volte i pazienti che si rivolgono a me stanno assumendo il Diazepam (Valium®) o il Lorazepam (Tavor®). Dal momento che il farmaco agisce in tempi rapidi, non più di venti minuti, esercitando un'azione ansiolitica e rilassante, il rischio è che i pazienti lo assumano con eccessiva frequenza.

Eppure, anche a dosaggio normale, bastano due sole settimane per iniziare a sviluppare una dipendenza fisica, tanto che l'interruzione improvvisa del trattamento può accompagnarsi a violenti sintomi di disassuefazione. Ne consegue che è meglio lasciar perdere questo genere di farmaci o assumerli soltanto in casi di estrema necessità. Anche le benzodiazepine, come gli antidepressivi, si limitano ad alleviare i disturbi ansiosi, senza incidere sulle cause del problema. Quando poi si scorre l'elenco degli effetti collaterali, viene da pensare che gli psicofarmaci siano spesso un rimedio peggiore del male, quantomeno nel caso dei pazienti affetti da disturbi d'ansia e soggetti ad attacchi di panico. Ciononostante, a costo di ripetersi, occorre ribadire che:

Se state già assumendo degli psicofarmaci, non commettete l'errore di interrompere la terapia di vostra iniziativa.

Molto spesso l'organismo è già così assuefatto che smettere all'improvviso può indurre violente reazioni da astinenza. La cosa giusta da fare è confrontarsi con il proprio medico e concordare una sospensione graduale della terapia, cioè ridurre a poco a poco il dosaggio. Prima di procedere, però, sperimentate per qualche settimana gli esercizi proposti in questo libro: quando vi sembrerà di padroneggiarli con buoni risultati e avrete iniziato a sentirvi di nuovo forti e sicuri di voi stessi, sarà anche più facile affrontare con serenità la sospensione graduale di un trattamento farmacologico.

Responsabilità e autostima, le due chiavi della salute

La chiave della salute è nelle vostre mani, perché voi e voi soltanto siete responsabili della vostra vita. Nessuno può decidere al posto vostro che cosa dovete o non dovete fare: né la società né il medico né la famiglia.

Nessuno vi costringe a ingoiare sostanze che non vi fanno stare meglio. Nessuno vi obbliga a prolungare rapporti umani che non vi procurano più alcun benessere. Nessuno può esigere che continuiate a fare ogni giorno un lavoro che vi rende infelici. Nessuno può incate-

Nessuno può esigere che continuiate a fare ogni giorno un lavoro che vi rende infelici.

narvi a un ambiente sociale o famigliare che non vi trasmette l'amore e il rispetto che meritate. Quel potere appartiene a voi e voi soltanto!

Non lo dico per incolparvi delle situazioni difficili che state vivendo, ma per indicarvi una via d'uscita dall'ansia e dall'insicurezza. Per porre fine, una volta per tutte, a un percorso di sofferenze. Ma, attenzione: potrete compiere quel passo e tornare a vivere una vita libera e serena solo quando vi sarete nuovamente assunti la piena responsabilità della vostra esistenza.

Altrettanto indispensabile è lasciarsi alle spalle la paura dei cambiamenti, perché è proprio quella a impantanare le persone in circostanze di vita non più sopportabili.

Quella paura si può superare! Più avanti illustrerò alcune strategie che aiutano a rendere il cambiamento più facile, anzi, addirittura divertente. Una di queste consiste nello smascherare le false credenze, cioè le menzogne che, giorno dopo giorno, propiniamo a noi stessi. Anzi, a questo riguardo voglio raccontarvi una storia.

Mi è capitato di seguire una donna del Nord della Germania. Per semplicità, la chiameremo Doris. La mia paziente lavorava da vari anni per un'importante società immobiliare. In un primo tempo seguiva un portfolio di circa trecentoventi appartamenti, che amministrava insieme a una collega. Quando la collega è rimasta incinta e si è licenziata, Doris si è ritrovata a portare avanti da sola il lavoro di due persone, senza alcun adeguato riconoscimento economico. Nel corso dei nove anni trascorsi con quella società il carico di lavoro è via via aumentato, fino a sfiorare i cinquecento appartamenti. A doversi occupare di tutte le esigenze degli inquilini, però, era sempre e solo lei. Il suo superiore si è più volte rifiutato di assumere un'altra persona, dal momento che per tutti quegli anni Doris era riuscita a cavarsela da sola, senza accorgersi che, per mantenere il passo, doveva portarsi il lavoro a casa nei fine settimana. Il matrimonio di Doris ne risentiva sempre di più, e anche i rapporti con la figlia, ormai cresciuta, si erano andati deteriorando, per non parlare dei pochi amici rimasti...

Quando, a lungo andare, Doris ha iniziato a soffrire di "inspiegabili" attacchi di panico, si è rivolta al mio studio di Berlino, perché aveva finalmente capito che occorreva cambiare qualcosa. Mi sono fatto descrivere il suo caso, poi le ho domandato perché, se le cose erano così complicate, non si fosse cercata un lavoro migliore già anni prima.

Mi ha risposto a bruciapelo, senza un attimo di riflessione: «Non è mica tanto semplice, sa? Ho quarantanove anni e dopotutto qui guadagno bene. Anche se trovassi un altro impiego, con i miei titoli di studio difficilmente riuscirei a portare a casa uno stipendio paragonabile. E poi là fuori è pieno di persone più giovani che stanno cercando lavoro. Sono disposti a fare le stesse cose per molto meno».

Le ho chiesto come facesse a esserne così sicura, dato che non aveva neppure mai provato a guardarsi intorno. Per forza! Era tragicamente convinta che i suoi argomenti fossero incontestabili. Al che, l'ho invitata a immaginarsi nel ruolo di un potenziale datore di lavoro, per esempio il responsabile di un'altra società immobiliare. Chi avrebbe assunto, potendo scegliere, se non una quarantanovenne capace di amministrare per tanti anni un portfolio di cinquecento appartamenti, dotata dell'autonomia e dell'autorità maturate nel tempo a contatto con gli inquilini e con i problemi più svariati, e quindi delle doti necessarie per gestire, da sola, un incarico così impegnativo?

O avrebbe preferito una candidata giovane con poca esperienza? Magari una ventottenne che si trova di fronte un inquilino anziano e intrattabile che potrebbe essere suo padre? O che sogna di avere un bambino e medita di chiedere la maternità da un momento all'altro? A poco a poco Doris ha preso coscienza del fatto che i suoi presunti difetti erano, in realtà, dei vantaggi clamorosi. Nel giro di un paio di giorni ha spedito due candidature spontanee a due diverse società immobiliari, ed entrambe si sono offerte di assumerla. Siccome non aveva ancora dato le dimissioni, si è potuta permettere anche di negoziare, con tutta calma, sullo stipendio. In tre mesi ha cambiato lavoro e gli attacchi di panico sono scomparsi. Non solo. Ora si occupa di centottanta appartamenti, e non più di cinquecento, ma il suo reddito mensile è aumentato di quattrocentocinquanta euro, è sempre libera nei weekend e perfino la giornata lavorativa si è abbreviata di un quarto d'ora. E tutto questo soltanto perché ha trovato il coraggio di verificare la fondatezza di convinzioni che la stavano danneggiando. Peccato non averlo fatto prima, peccato per tutti quei mesi perduti a causa della sua incapacità di prendere, per tempo, una decisione inevitabile.

Nel mio lavoro di terapeuta mi trovo alle prese con situazioni analoghe quasi ogni giorno. Le persone tendono a convincersi di certe verità senza appurare se le credenze che hanno frettolosamente introiettato corrispondano o meno alla realtà. Alcuni studi hanno mostrato che mentiamo a noi stessi fino a settanta volte al giorno mediante rappresentazioni inesatte che accettiamo come vangelo per il semplice fatto che ci passano per la testa. Sennonché – e qui casca l'asino! – ciascuna di quel-

Le persone tendono a convincersi di certe verità senza appurare se le credenze che hanno frettolosamente introiettato corrispondano o meno alla realtà.

le convinzioni finisce per avere un impatto sulla nostra vita e sul nostro benessere.

Chi ha introiettato questo modo di pensare fin dall'infanzia, magari perché lo ha visto praticare ogni giorno dai suoi genitori, può trovare utile assimilare e mettere in pratica un contro-programma. Una fortunata autrice americana, Byron Katie, ha proposto un percorso di questo genere in *Amare ciò che è. 4 domande che possono cambiare la tua vita*.* È un libro efficace che consiglio a molti miei pazienti. Con un po' di esercizio, grazie alle tecniche di auto-interrogazione sviluppate da Byron Katie, possiamo imparare a smascherare le grandi e piccole bugie con le quali complichiamo inutilmente la nostra vita di tutti i giorni, a intravedere, in modo sempre più chiaro, le opportunità che l'esistenza ci offre e ad approfittarne. È così che si diventa artefici del proprio destino, affrancandosi dagli automatismi cerebrali che inducono, senza ragione, reazioni di angoscia e panico.

Abbiamo detto della responsabilità nei confronti di se stessi: e l'autostima? Già, per quale motivo un essere umano dovrebbe sperimentare sempre nuove droghe per lasciarsi alle spalle la realtà? Perché milioni di persone assumono farmaci per "rimettersi in carreggiata" al solo scopo di continuare a "funzionare"? Perché ogni sera migliaia di persone annegano la frustrazione nell'alcol? Perché tanti altri si perdono nell'acquisto compulsivo di oggetti e beni di consumo pur sapendo che non li proteggeranno dalla solitudine e dal senso di vuoto che li attanaglia?

Come si arriva a nutrire una così mediocre stima di sé?

---

* Byron Katie, *Amare ciò che è. 4 domande che possono cambiare la tua vita*, Il punto d'incontro, Vicenza 2009.

E perché, invece, altre persone sono dotate di una sana autostima? I condizionamenti infantili giocano senza dubbio un ruolo importante, ma non così decisivo come si è creduto fino a pochi anni fa. Tutta una serie di nuovi studi ha dimostrato che i modelli di comportamento acquisiti (e quindi anche il nostro grado di autostima) si possono manipolare attivamente anche in età adulta.

La prima cosa da fare è essere onesti con se stessi.

La vita che ci siamo costruiti negli anni ci rende davvero ancora felici? Oppure abbiamo oltrepassato da un pezzo il punto di non ritorno? Forse viviamo da troppo tempo un sogno che nascondeva un incubo e non siamo disposti a riconoscerlo? Sotto sotto il mestiere che facciamo non è più quel lavoro da sogno che sembrava all'inizio? Chi ci obbliga a trascorrere le nostre giornate all'inferno soltanto perché l'ufficio è vicino a casa o perché abbiamo dovuto lottare per quel posto?

Forse non amiamo più la persona che in passato ci sembrava il partner ideale e rimaniamo insieme soltanto per amore dei bambini. Eppure, qualunque genitore sa che quel comportamento verrà riprodotto dai figli, piaccia o meno. Sobbarcarsi il peso di un rapporto che non ci soddisfa più non è, propriamente, un buon esempio.

«Quando toccherà a te crescere dei figli, il tuo dovere sarà di continuare a vivere con l'altro genitore, anche se ti rende mortalmente infelice. Avrai diritto a vivere come credi soltanto quando i ragazzi avranno finito l'università e abiteranno fuori casa.»

La vita che ci siamo costruiti negli anni ci rende davvero ancora felici?

È questo il consiglio che vorreste dare ai vostri figli? No? Allora perché lo date a voi stessi, anzi, lo incarnate ogni giorno ai loro occhi? Volete che un giorno soffrano anche loro come state soffrendo voi?

È probabile che nessuno di questi esempi rispecchi la vostra situazione. Può darsi che il problema sia il contesto in cui vivete, oppure state per accendere un mutuo ma vi rendete conto che i rapporti in famiglia non sono più tanto sereni. Forse non avete più gli stessi interessi di un tempo con gli amici che frequentate.

Oltre il settanta per cento dei pazienti che si sono rivolti a me presentava disturbi d'ansia imputabili a uno di questi tre fattori: relazioni, lavoro, ambiente di vita. Ciò significa che in sette casi su dieci bisogna invitare la persona a valutare con onestà i frutti delle sue scelte e scoprire se la soluzione del problema non si nasconda in un cambiamento inevitabile da troppo tempo rimandato.

Nel capitolo 4 vi spiegherò come attingere la forza necessaria per prendere le decisioni che si impongono e come regolarvi anche in futuro per non commettere gli stessi errori. Niente paura! Nessuno vi chiede di saltare nel vuoto. La strada che porta alla guarigione è piana e senza scossoni, fatta di piccoli e piacevoli progressi. La prima cosa da fare è iniziare ad agire in maniera diversa. Ricordate la frase di Einstein che ho citato in apertura?

«Restare aggrappati ai vecchi sistemi, sperando che qualcosa cambi, è la peggiore forma di pazzia.»

Henry Ford, uno dei massimi imprenditori della storia americana, ha espresso il concetto in modo ancora più sintetico:

«Love it, leave it or change it».

Le possibilità sono sempre almeno tre: apprezzare la situazione così com'è, chiamarsi fuori o adoperarsi per modificarla. Innanzitutto, tornate a percepirvi come un soggetto dotato di valore. Soltanto se state bene potrete comunicare energia alla vostra famiglia e ai vostri amici. Soltanto chi si sente a proprio agio rappresenta una risorsa affidabile sul lavoro o un riferimento creativo per i superiori.

Soltanto se state bene potrete comunicare energia alla vostra famiglia e ai vostri amici.

Scoprite di che cosa avete bisogno per tornare a essere felici. Non si tratta più di ciò che gli altri si aspettano da voi, ma di quello che vi piacerebbe fare. Chiamatelo sano egoismo, se volete, ma non dimenticate che soltanto una batteria carica può dare corrente. Nessuno ha bisogno di una batteria esaurita.

Divertirsi e rilassarsi invece di eccitarsi e stordirsi

Compilate un elenco delle cose che vi piace fare. Scrivetelo oggi stesso. Andare a passeggio, nuotare, dipingere, leggere, fare grigliate con gli amici, ballare, ascoltare musica o suonare uno strumento. Va bene tutto: purché vi faccia piacere. Le attività che avete annotato possono contribuire a ricaricare le vostre riserve di energia. "Facile a dirsi" starete pensando, "ma dove trovare il tempo? Fatico già a stare dietro alle cose indispensabili!"

Ragionare così è un po' come affrontare una lunga galleria buia armati di una torcia quasi scarica, ripetendovi che stavate andando troppo di fretta per ricaricare le batterie. Poi, quando vi ritrovate al buio e vi tocca procedere a tentoni lungo le pareti gelide, vi rendete conto di avere scioccamente invertito le priorità. Se aveste ricaricato le batterie al momento giusto, avreste impiegato la metà del tempo per uscire dal tunnel, perché una torcia elettrica carica illumina meglio e consente di avanzare a passo spedito e senza angoscia.

Scoprite di che cosa avete bisogno per tornare a essere felici.

Forse, in questo momento, come accade a qualche mio paziente, non riuscite a pensare in modo spontaneo alle cose che amate fare. E se provassi a domandarvi che cosa *non sopportate più*? Ecco che la testa si mette al lavoro e le informazioni cominciano a sgorgare impetuose. Data la situazione in cui vi trovate, è un disequilibrio del tutto normale. Non c'è da preoccuparsi. Significa soltanto che il vostro cervello è allenato a riconoscere più che altro le cose che *non* gli piacciono. Immaginate un atleta che ha allenato per anni il solo bicipite sinistro, trascurando il destro. Quest'ultimo rimane sano, ma tenderà a perdere massa, mentre il sinistro diventerà via via più robusto e muscoloso. A un certo punto, con il sinistro riuscirà a sollevare senza sforzo un manubrio da cinquanta chili, mentre con il destro stenterà a sollevarne uno da cinque.

Come dovrà comportarsi quell'atleta per correggere il dislivello? Esatto! Dovrà allenare il braccio destro e lasciare il sinistro a riposo, per quanto possibile. I muscoli utilizzati resteranno tonici. Lo stesso accade quando abbiamo un problema: non si risolve finché continuiamo a girarci intorno. Lavorate sulle carenze, intervenite dove mancano le fibre muscolari, oppure, fuor di metafora, le giuste sinapsi.

Se l'atleta dicesse: «Non posso allenare il braccio destro, è troppo debole. Non faccio prima a usare il sinistro? È meno faticoso», probabilmente gli rispondereste, a ragione: «Proprio perché è debole, bisogna allenarlo! Continua e vedrai che presto potrai aumentare il carico».

È lo stesso consiglio che vorrei darvi anch'io. Continuate così, allenate il vostro cervello, addestratelo a percepire di nuovo la felicità, la serenità e la gioia. Bastano poche settimane. All'inizio sarà più difficile che non stordirlo con l'alcol o i farmaci, ma è tutta fatica ripagata. A molti dei miei pazienti bastano venti minuti di training mentale al giorno per riuscire a sviluppare, nel giro di sei settimane, un rinnovato sentimento della vita. Quando vi sarete irrobustiti, potrete ragionare con più calma sui fattori esterni che hanno contribuito a determinare i disturbi d'ansia e iniziare a liberarvi, un po' per volta, del loro influsso dannoso.

Riassumendo. Fermare rapidamente gli attacchi di panico indotti da fattori esterni

- ◊ Varie droghe sono in grado di innescare attacchi di panico. Quando vi rendete conto di reagire con il panico a una sostanza, banditela per sempre dalla vostra vita.
- ◊ Gli attacchi di panico sono tra gli effetti collaterali noti di alcuni farmaci, che nessuno vi obbliga ad assumere. Esistono sempre delle alternative. Consultate il vostro medico o rivolgetevi, se necessario, a uno specialista.
- ◊ Se state già prendendo degli psicofarmaci NON interrompete la terapia, ma procedete a una sospensione graduale del trattamento sotto supervisione medica.
- ◊ Gli unici responsabili della vostra vita siete voi. La vita è troppo breve per rimanere intrappolati in una relazione tossica, un lavoro penalizzante o un ambiente che non vi garantisce l'amore e il

riconoscimento che meritate. Imparate a vivere secondo la massima di Ford: *Love it, leave it or change it.* Si può apprezzare una situazione, ci si può chiamare fuori oppure si può cercare di cambiarla.

◊ Solo una batteria carica può trasmettere energia. Senza un po' di sano egoismo è impossibile svolgere in maniera corretta i propri compiti di partner, genitore e professionista.

◊ Il punto non è sbarazzarsi dell'ansia, ma tornare a occuparsi di cose e persone che vi fanno bene, perché allora l'ansia, come è arrivata, scomparirà.

Capitolo 4
Smantellare gli automatismi cerebrali nocivi

Dal momento che l'ansia, come ormai sappiamo, è un comportamento acquisito, i disturbi ansiosi dipendono, quasi senza eccezione, da automatismi cerebrali nocivi.

Per fortuna, recenti scoperte nel campo degli studi sul cervello hanno mostrato in che modo questi modelli di comportamento vengono immagazzinati a livello neurale. Grazie alle nuove conoscenze, è stato possibile mettere a punto dei contro-programmi che consentono di "disimparare" nell'arco di poche settimane i comportamenti dannosi acquisiti. Molti pazienti, soprattutto se hanno già alle spalle lunghi cicli di terapia, non riescono a crederci e invece è proprio così: grazie al training mentale ad hoc illustrato in questo capitolo e alle tecniche di interruzione dell'ansia proposte in quello successivo, il paziente può liberarsi dei disturbi più comuni nel giro di sei-dodici settimane.

L'ansia è un comportamento acquisito

Immaginate un bambino di un anno. Siede al centro di una stanza e gioca con i suoi mattoncini. Sua madre lo guarda giocare, rilassata. All'improvviso, entra un grosso cane che il bambino non ha mai visto e gli si avvicina. La prima reazione del piccolo sarà cercare di incrociare lo sguardo della madre. A decidere se il bambino avrà paura o allungherà incuriosito le mani verso l'animale non è la situazione in sé, ma il comportamento della persona di riferimento. Se il bambino legge sul volto della mamma un'espressione intimorita, scoppierà quasi subito a piangere, contagiato da quell'ansia; se invece lei continua a sorridere, senza abbandonare la sua posa rilassata, significherà che il cane non rappresenta una fonte di pericolo, e quindi può essere toccato ed esplorato senza timore.

Il substrato biologico di questo processo è rappresentato dai cosiddetti neuroni specchio, presenti nel nostro cervello. In base all'attivazione di questi circuiti, il bambino può rispecchiare e introiettare, in modo intuitivo, il comportamento delle persone di riferimento, con esiti vantaggiosi o svantaggiosi, a seconda delle circostanze. Anche per questo è raro che un bimbo cresciuto in una casa piena di cani sviluppi qualche forma di cinofobia in età adulta.

Nell'essere umano le grandi paure innate, cioè determinate dal corredo genetico, sono soltanto due: la paura delle grandi altezze e quella dei rumori troppo forti. Tutte le altre costituiscono forme di reazione acquisite e consolidate nelle fasi di crescita, la maggior parte delle quali si instaurano nei primi sei anni di vita.

In termini neurali "acquisire" significa aver sviluppato un numero sufficientemente ampio di sinapsi da aver reso automatico un certo comportamento. Una forte paura dei cambiamenti, per esempio, è tipica di chi ha visto i propri genitori manifestare a lungo un certo tipo di condotta: per paura di fare i conti con l'ignoto, per esempio, sono rimasti prigionieri per decenni di un lavoro che non amavano e non li appagava, oppure di un matrimonio ridotto a una gelida cooperazione. In questi casi, i figli si sono trovati esposti, fin da bambini, a modelli comportamentali che, giorno dopo giorno, hanno introiettato per mezzo dei neuroni specchio.

Eppure, come già accennato, tutto ciò che impariamo si può anche disimparare. Nessuno può costringervi a copiare all'infinito un comportamento che vi impedisce di vivere la vita che preferireste.

Per qualche strano motivo, però, le tecniche di cui oggi disponiamo risultano sottoutilizzate. La conseguenza è che tanti pazienti affetti da disturbi d'ansia (e anche parecchi psicoterapeuti) continuano a essere convinti che liberarsi da questi problemi sia un'impresa difficilissima.

Perché spesso le terapie standard fanno più male che bene

Molte delle cose che negli anni Settanta, Ottanta e Novanta abbiamo creduto di sapere sul conto del cervello umano si sono rivelate sbagliate. Oggi sono diventate scientificamente inammissibili. Eppure, per assurdo, buona parte degli attuali approcci terapeutici standard risalgono proprio a quel periodo. Anzi, alcuni di essi hanno origini ancora più antiche. Come stupirsi se i pazienti curati con queste metodologie continuano a soffrire di attacchi di panico?

Fino alla metà degli anni Novanta, per esempio, si è ritenuto che il cervello dell'essere umano adulto fosse incapace di modificarsi in modo apprezzabile.

Il professor Eric Kandel e altri grandi scienziati hanno dimostrato che è vero il contrario. Il cervello si trasforma di continuo, adattandosi al modo in cui viene utilizzato. Uno studio condotto sui tassisti londinesi, per esempio, ha mostrato che le loro strutture cerebrali deputate all'orientamento nello spazio risultano decisamente più sviluppate rispetto a quelle, poniamo, degli impiegati.*

Questa speciale proprietà del cervello prende il nome di "neuroplasticità". Il problema è che la maggior parte delle terapie praticate ai giorni nostri è stata messa a punto in un'epoca in cui il cervello era considerato un organo pressoché immodificabile. Quasi tutte le metodologie hanno dai trenta ai sessant'anni, la psicanalisi addirittura centoventi. Il loro presupposto è che arrivati alle soglie dell'età adulta il cervello smetta di cambiare, e che dopo una certa fase non si possa più fare nulla.

Quali effetti terapeutici possiamo ancora attenderci da sistemi così vecchi? Sarebbe come se un carpentiere abituato a concepire l'acqua come una superficie dura e ghiacciata avesse costruito solo certi tipi di imbarcazioni. Pensate che galleggerebbero all'arrivo dell'estate, quando il ghiaccio si scioglie?

Come dimostra l'esempio dei tassisti, il cervello reagisce giorno dopo giorno all'uso che ne facciamo. Un cruccio vi tormenta già da vari anni? Tendete a formulare critiche più che elogi? Siete cresciuti in un clima di pessimismo? È probabile che il vostro cervello sia più allenato a vedere problemi che a individuare opportunità. Impiegherà molto meno tempo a spie-

Siete cresciuti in un clima di pessimismo? È probabile che il vostro cervello sia più allenato a vedere problemi che a individuare opportunità.

* Katherine Woollett, Eleanor A. Maguire, *Acquiring "the knowledge" of London's layout drives structural brain changes*, in «Current Biology», 21 (24), 2010, pp. 2109-2114.

garvi perché non potete realizzare un sogno che non a studiare un piano per consentirvi di farlo. Forse pensate che i problemi siano sempre più numerosi delle soluzioni, ma le cose non stanno per forza così: è più corretto affermare che il vostro cervello è più abituato a vedere gli uni che a percepire le altre.

Presto o tardi, è quasi inevitabile, un cervello lungamente addestrato all'apprensione svilupperà un disturbo d'ansia o una forma depressiva. Se un cervello può venire allenato all'angoscia e al panico, però, deve essere possibile anche fare l'opposto. Proprio così: le tecniche di oggi consentono di "riprogrammare" il cervello in funzione della gioia e della serenità nel giro di poche settimane. Un detto caro agli specialisti di questa materia recita: *Neurons that fire together, wire together*. I neuroni che si attivano insieme tendono ad allacciarsi (per mezzo delle sinapsi).

Grazie alle nuove tecniche di training mentale, che potrete acquisire leggendo i prossimi capitoli, è possibile attivare simultaneamente moltissime sinapsi in relazione a informazioni positive, in modo da favorire la creazione di nuove connessioni, capaci di tradursi in un'enorme autostrada neurale dedicata al pensiero positivo.

Più quella rete si consolida, più vi verrà spontaneo ragionare in termini costruttivi, mentre i pensieri angosciosi poco a poco sbiadiranno. Quando sarete riusciti a pensare in forme prevalentemente positive per tre settimane consecutive, il vostro corpo inizierà ad attivarsi per aiutarvi a superare paure e inibizioni, perché adesso le leggi del rinnovamento cellulare non lavorano più contro di voi, ma fanno il vostro gioco. Un'altra massima nota agli specialisti recita: *Use it or lose it!*, Se non lo usi finirai per perderlo. Così come i muscoli che non stimoliamo regolarmente tendono a decrescere, per poi tornare a irrobustirsi quando li alleniamo, anche il cervello, dopo un certo periodo di inutilizzo, tenderà a smantellare le connessioni sinaptiche legate all'ansia, mentre una ruminazione permanente tenderà a generalizzarla, diffondendola sempre di più.

Forse avrete già capito perché parecchie terapie standard impiegano troppo a farvi ritrovare un senso di serenità e sicurezza. Da un lato la terapia di gruppo, l'approccio espositivo e il continuo parlare dell'ansia che li affligge tendono a rafforzare proprio quei meccanismi che, invece, si tratterebbe di eliminare; dall'altro, le tecniche distensive come il Qi Gong, il rilassamento progressivo e il training autogeno riescono, tutt'al più, ad attenuare l'angoscia, senza modificare il substrato neurale dei fenomeni ansiosi. Neppure le tecniche di respirazione controllata, pur così diffuse, hanno il potere di annullare gli automatismi cerebrali dannosi. Per disattivare l'ansia una volta per tutte, occorre intervenire sulla sua origine ultima, cioè sulle strutture neurali del cervello.

Dopo tutte queste critiche è bene citare alcune lodevoli eccezioni. La terapia cognitivo-comportamentale, le terapie basate sull'accettazione e l'impegno, la terapia delle soluzioni brevi e l'ipnoterapia fanno uso di tecniche efficaci, delle quali io stesso mi servo, facendo però attenzione a scegliere soltanto gli aspetti che stimolano in modo positivo la neuroplasticità del cervello. Proprio in questo risiede la differenza tra il mio approccio e quello dei miei colleghi: molti di loro svolgono un lavoro egregio, ma inibiscono una parte degli effetti terapeutici servendosi di metodi che, in presenza di sintomi ansiosi di una

Per disattivare l'ansia una volta per tutte, occorre intervenire sulla sua origine ultima, cioè sulle strutture neurali del cervello.

certa gravità, tendono a creare più connessioni negative che positive. Prendiamo il caso della cosiddetta terapia dell'esposizione.

Terapia dell'esposizione

La terapia dell'esposizione, detta anche "confrontativa", crea nuove connessioni neurali nel cervello, ma perlopiù del tipo sbagliato.

Che cosa succede in concreto? Durante una seduta, il terapeuta mette a confronto il paziente con una situazione per lui particolarmente angosciosa, allo scopo di dimostrare che quell'ansia è infondata. Se così non fosse, il paziente non sarebbe sopravvissuto all'esperienza che lo ossessiona. Più il paziente si espone alla "tortura", più l'ansia dovrebbe "indebolirsi": è questo, grossomodo, il concetto alla base del sistema.

L'efficacia è piuttosto limitata, e interessa soltanto le primissime fasi di un disturbo ansioso. In otto casi su dieci la terapia espositiva peggiora addirittura il problema. Sul piano dell'intelletto cosciente il paziente capisce che la situazione ansiogena non rappresenta un vero pericolo mortale ma, allo stesso tempo, sperimenta ore di ansia e desiderio di fuga.

Dato che ogni pensiero dà luogo a nuove connessioni neurali, sedute di questo genere, a fronte della creazione di duecento sinapsi positive, ne creano migliaia di negative: i nuovi allacciamenti, infatti, risultano tanto più efficaci quanto più intensa è l'emozione soggiacente.

Conviene insomma stimolare la formazione di nuove connessioni in un contesto protetto, e solo in un secondo tempo indurre il paziente a constatare senza ansia o paura che può fare tutto ciò che vuole, senza temere che si risveglino altri sintomi. Spiegherò meglio di che cosa si tratta più avanti (*vedi* p. 77).

Psicanalisi

Nella terapia psicanalitica, le potenziali ricadute negative sul paziente ansioso risultano ancora più drastiche. Il lavoro di scavo sull'infanzia serve in buona sostanza a individuare l'episodio traumatico al quale il terapeuta imputa i problemi psichici dell'adulto.

Che lo sviluppo in età infantile abbia delle conseguenze sulla formazione del carattere, e quindi sul corso della vita adulta, è innegabile, ma si tratta di un fattore meno determinante di quanto si è sempre creduto. Il corredo genetico, l'ambiente sociale e lo sviluppo prenatale, ossia le esperienze che abbiamo vissuto nel ventre materno, costituiscono fattori altrettanto decisivi.

Oggi sappiamo che almeno due di questi quattro fattori devono presentare una valenza marcatamente negativa per avere effetti apprezzabili sulla vita del soggetto adulto. Il loro peso specifico dipenderà, soprattutto, dalla valenza dei fattori residui. Il sostegno di amicizie solidali o la vicinanza di una zia gentile, per esempio, possono controbilanciare i danni arrecati da un corredo genetico svantaggioso o da cattivi genitori.

Non occorre aver studiato medicina o psicologia per capire che l'ossessione della psicanalisi per i traumi infantili non può dare risultati confortanti: basta un po' di buon senso. Se per sviluppare tutta una serie di disturbi psichici bastasse aver vissuto episodi negativi nelle prime fasi dello sviluppo, i bambini cresciuti negli anni della Prima o della Seconda guerra mondiale dovrebbero presentare tutti personalità molto disturbate. C'è forse qualcosa di più traumatico che crescere tra morti, violenze carnali, bombardamenti, deportazioni e carestie? Eppure, contro ogni attesa, i bambini di allora hanno dato luogo a due generazioni fisicamente e mentalmente sanissime. Anzi, sembra addirittura che alcune difficoltà incontrate nel periodo dell'infanzia favoriscano il processo di maturazione mentale e morale del soggetto. La prossima volta che frugate in una bancarella provate a sfogliare qualche autobiografia di personaggi fuori dal comune: scoprirete che quasi nessuno dei grandi uomini che ammiriamo ha avuto un'infanzia del tutto felice. Intendiamoci, rendere la vita complicata ai vostri figli non significa fare loro un favore: il sistema della pubblica istruzione e la società nella quale si trovano a vivere sono già fonti di attrito più che sufficienti.

Se da bambini abbiamo avuto cattive esperienze e la nostra psiche ha creduto opportuno rimuoverle, conviene lasciare le cose come stanno. Permettete che citi di nuovo il dottor Eckart von Hirschhausen che, in uno dei suoi spettacoli, ha colto nel segno: «Magari la vostra infanzia è stata una merda, non dico di no. Ma a che pro rimestare per due anni in una pentola piena di merda? La merda non diventa oro: rimane merda».

Come ho già ricordato in queste pagine, una delle funzioni principali del subconscio è proteggere la persona, comportandosi come l'antivirus di un computer. Il suo compito è filtrare le informazioni in entrata, giorno e notte, e distinguere quelle utili da quelle nocive. Non appena il programma si imbatte in un virus che non riesce a cancellare, lo mette in quarantena. Il codice infettato si trova ancora sul disco rigido, ma non può più fare danni, perché non possiamo più attivarlo. L'unico errore che possiamo commettere sarebbe liberarlo

Se da bambini abbiamo avuto cattive esperienze e la nostra psiche ha creduto opportuno rimuoverle, conviene lasciare le cose come stanno.

dalla quarantena per esaminarlo con più calma. Così funziona la psicanalisi.

C'è sempre un buon motivo, insomma, se non ci va di rivangare certi aspetti della nostra infanzia oppure non riusciamo a ricordarli. Se così non fosse, il subconscio, la parte più performante della psiche, avrebbe mantenuto quegli elementi a nostra disposizione.

A conti fatti, mi sembra che la psicanalisi finisca per approdare sempre alla stessa conclusione: "Colpa dei vostri genitori!". E allora? È utile saperlo? Aiuta a procedere oltre? Forse ora ve la prenderete con loro, accusandoli di avervi rovinato la vita. Secondo la stessa logica, sarete però costretti a garantire loro l'alibi migliore che esista, lo stesso che rivendicate per voi stessi: perché le loro colpe dovranno per forza ricadere sui vostri nonni, e così via. La responsabilità per la propria vita viene ricacciata indietro di generazione in generazione, fino all'epoca del paradiso terrestre. Come se questo vi aiutasse a risolvere il problema!

Sia ben chiaro, non è mia intenzione sminuire il contributo dei terapeuti della vecchia scuola. Sigmund Freud ha realizzato un'impresa grandiosa quando, più di centoventi anni fa, ha fondato la psicanalisi, cambiando la nostra percezione della mente umana. Su quella base hanno preso piede nuove concezioni sperimentali. Senza contare che per qualcuno può essere appagante lavorare sul suo rapporto con i genitori e capire quali schemi di comportamento introiettati negli anni della prima infanzia continuano a influenzare la sua vita. Le tecniche della psicanalisi, però, non sono più all'avanguardia, tanto più che dai tempi di Freud non si sono granché evolute. Vi fareste operare da un dentista che utilizza un trapano di un secolo fa? Perché allora cercare di risolvere un problema di ansia con strumenti terapeutici così antiquati?

Terapie di gruppo

In linea di principio è un sistema che apprezzo. Risulta efficace soprattutto per i problemi di dipendenza, perché aiuta a spezzare le abitudini, a sostenersi a vicenda, a evitare le ricadute. Nel caso del paziente affetto da disturbi ansiosi, però, mi sembra un approccio sbagliatissimo, addirittura pericoloso, quantomeno nella forma che continua ad andare per la maggiore. Non solo centinaia di pazienti mi hanno confidato che le loro esperienze in questo campo hanno peggiorato le cose, ma anche dal punto di vista neurofisiologico, quando è in gioco l'ansia, la terapia di gruppo risulta più dannosa che utile.

Perché? Il cervello immagazzina sotto forma di nuove connessioni sinaptiche tutte le nostre percezioni e i nostri pensieri. Che cosa succederà quando si invita il paziente a sedere in cerchio ad ascoltare per ore altre persone che parlano delle angosce più varie, in attesa del proprio turno per raccontare la propria triste storia? Nel vostro cervello si formeranno migliaia e migliaia di connessioni neurali che codificano in buona sostanza un'unica informazione: l'ansia! Ascoltare per lunghe ore degli sconosciuti che raccontano le proprie sofferenze, di quanto sia difficile venire a capo di certi disturbi, dei danni che il loro problema ha già provocato in famiglia e sul lavoro... L'unico insegnamento utile che se ne può ricavare è di non essere soli, che tante altre persone soffrono, come voi, di disturbi ansiosi e di attacchi di panico ricorrenti.

È sufficiente prendere coscienza del modo in cui il cervello funziona per escludere la terapia di gruppo come un controsenso, quantomeno per l'ansia. È decisamente improbabile che uno dei pazienti seduti in circolo salti su e dica: «Forza, coraggio! Sbarazzarsi della paura è stato facile. Ci sono riuscito grazie a una tecnica che mi ha aiutato a smascherare e correggere le mie false credenze. Ora sto di nuovo bene, anzi, sto molto meglio di prima!».

Sarebbe un'innovazione salutare, ma non è la realtà: di solito, nei contesti terapeutici di gruppo, persone incapaci di venire a capo del proprio male incontrano pazienti altrettanto disorientati.

Io, per quanto mi riguarda, chiederei consiglio a qualcuno che è riuscito a guarire. Domandereste una ricetta all'amica che ha fama di non sapersi cucinare neppure un uovo? Non preferireste rivolgervi a un cuoco provetto? Perché, allora, circondarsi di individui che si affliggono a vicenda? Non è meglio rivolgersi a persone che hanno saputo risolvere il loro disturbo in tempi brevi e informarsi su come ci sono riuscite?

Tecniche di distrazione

Sono il metodo più noto e largamente utilizzato per lottare contro l'ansia e il panico sul breve termine. Nelle primissime fasi di un disturbo d'ansia si rivela un approccio senz'altro efficace, ma i suoi limiti emergono ben presto di fronte alle situazioni croniche: non guarisce, ma si limita a ritardare la successiva manifestazione del problema. Potete distrarvi quanto vi pare: concentrandovi su un motivo geometrico, sulle foglie di un albero, su una serie numerica, sul nome di una strada, su una telefonata, ma il diversivo non può durare per sempre, e l'ansia rimane in agguato, pronta a risorgere alla prima occasione.

Che cosa succede quando lanciate un boomerang? Si allontana, ma dopo alcuni metri inizia a descrivere nell'aria un circolo e torna indietro. Se non state attenti, vi arriva in testa! Poniamo che da un pezzo rispondiate all'ansia con tecniche di distrazione, ma che gli attacchi di panico non si siano diradati. È un po' come se aveste gettato un boomerang per cinquanta volte e per cinquanta volte lo aveste ripreso in testa. Ci avreste guadagnato tutt'al più un bernoccolo: non molto soddisfacente, come soluzione. Quel bernoccolo sempre più grande si potrebbe chiamare fobofobia, paura della paura, un'angoscia che cresce ogni volta che vi limitate a distrarvi invece di lavorare sui meccanismi che scatenano l'ansia.

Ormai sapete che siete voi stessi a innescarla, specialmente quando attendete con sgomento di esserne di nuovo colpiti. Pensare: "Speriamo che non mi prenda un attacco di panico!" è la migliore garanzia per averlo.

E se invece di allontanare il pensiero ansioso cercaste di concentrarvi su di esso? È difficile essere assaliti a tradimento da un contenuto che si sta mettendo a fuoco. Così facendo, si possono modificare in modo consapevole e deliberato i cattivi pensieri, le sensazioni ansiogene e le immagini interiori da cui nasce la paura.

Quante volte vi hanno detto: «Devi accettare l'ansia»? Peccato che i pazienti e molti terapeuti abbiano frainteso per decenni il vero significato di questa frase. Non si tratta di rassegnarsi, di fare la vittima sacrificale e lasciare che le cose accadano. All'opposto, significa cambiare in maniera attiva i meccanismi che scatenano l'ansia. Anzitutto, va ricordato che l'ansia è un favore che ci fa la nostra psiche, un gesto di riguardo. Iniziate a pensare: "Va bene, ho capito, nella mia vita qualcosa deve cambiare, altrimenti il mio subconscio non mi darà tregua e continuerà a suonare il campanello di allarme". L'ansia va "accettata" come si accetta un buon consiglio, cioè come un primo passo verso un cambiamento necessario.

Quante volte vi hanno detto: «Devi accettare l'ansia»?

I due livelli di una terapia efficace

Intervenire su un disturbo d'ansia significa agire su due diversi piani, tra loro complementari. A un primo livello occorre modificare alcune circostanze della propria vita. Rapporti umani, lavoro, ambiente sociale, consumo di sostanze: poco importa quale sia, nello specifico, il problema. Una volta fatti i necessari aggiustamenti, il subconscio non avrà più motivo per scuotervi con mezzi drastici come un attacco d'ansia. Per cambiare occorre coraggio, e per trovare il coraggio, potete cominciare a preparare il terreno stimolando il vostro cervello con il cosiddetto metodo delle dieci frasi, del quale riparleremo tra non molto.

Il secondo livello ha a che fare con l'ansia. Se il problema si è cronicizzato, il vostro cervello si è fatto particolarmente sensibile a esso e ha automatizzato le relative reazioni corporee. È una sorta di condizionamento: vi sentite indotti a rispondere a certe situazioni con l'ansia, anche quando sapete che non sussiste alcun pericolo concreto.

È una reazione a catena, una sorta di effetto domino. Quando cade la prima tessera, tutte le altre, una alla volta, devono fare lo stesso. Che cosa succede, però, quando si interrompe il processo, eliminando una delle tessere che stanno in mezzo? Esatto! L'effetto domino non c'è. In psicologia si parla di spezzare uno schema di reazione. Per riuscirci, però, occorre individuare quello schema ricorrente e isolarlo. Pensate di riuscirci con la distrazione? Solo esaminando con la massima cura i pensieri e le immagini mentali che percepite come ansiogeni e facendo bene attenzione alle reazioni corporee che li accompagnano riuscirete a risalire allo schema soggiacente, e quindi a localizzare il punto in cui l'effetto domino dell'ansia risulta più facile da interrompere.

Nei miei anni da psicoterapeuta sono riuscito a individuare oltre una decina di modelli diffusi e ciascuno di essi presenta un punto debole. Nelle persone fortemente visive, per esempio, l'ansia viene spesso innescata dal rapido balenare di un'immagine mentale. La persona vede se stessa accasciarsi a terra, rimanere intrappolata in una situazione senza via d'uscita ecc. Altri visualizzano un incidente stradale o un attacco di nervi a bordo di un aereo. Tutte le forme di angoscia così innescate obbediscono alla stessa legge: l'immagine è sempre rapidissima, appare e scompare in un baleno. Proprio questo è il punto debole dell'angoscia scatenata da pensieri visivi.

Avete mai visto un thriller al cinema? Chi non prova un sussulto di terrore quando l'assassino armato di coltello sbuca all'improvviso dai cespugli nei quali si teneva in agguato per aggredire a tradimento la sua vittima? L'efficacia della scena è tutta nell'estrema rapidità di quel guizzo. Se l'omicidio venisse proiettato al rallentatore, in slow motion, come si dice, gli spettatori reagirebbero con indifferenza. Il film risulterebbe così noioso che, nel giro di cinque minuti, la sala rimarrebbe deserta.

Queste forme d'ansia, insomma, soffrono di una debolezza congenita: funzionano soltanto quando l'immagine balena in un lampo di fronte alla vostra coscienza. Quale rimedio terapeutico se ne può ricavare? Lo scopriremo nel capitolo 5, dove illustrerò tutte le tecniche di interruzione degli schemi ansiogeni che hanno già consentito a molti dei miei pazienti di dire addio per sempre all'ansia.

Attenzione, però! Non dimenticate mai che quell'ansia e tutti i sintomi organici che comporta sono soltanto un segnale di allarme della vostra psiche, un invito pressante a modificare quanto prima un aspetto della vostra esistenza. Servirsi delle tecniche descritte in questo libro per non dover più fare i conti con certe sensazioni sgradevoli e con le paure che le accompagnano, senza domandarsi quale sia l'origine di quel messaggio e che cosa sta cercando di farci capire, sarebbe un grave errore. Che cosa fate se il vostro appartamento è in fiamme? Cercate di far tacere il suono stridulo del rilevatore di fumo o vi date da fare per spegnere l'incendio? Nel caso delle malattie psicosomatiche, spegnere l'incendio significa riprogrammare il cervello per bloccare l'autostrada neurale sulla quale viaggia l'ansia. È quella struttura a farvi percepire il cambiamento come qualcosa di terrificante, da quella dipendono, in ultima analisi, le manifestazioni ansiose. Dato però che quell'autostrada l'avete costruita voi, adottando un certo stile di pensiero, bloccare i sintomi con le giuste tecniche di interruzione non basta ancora: occorrerà progettare e mettere in cantiere un'autostrada nuova, cioè dei percorsi neurali alternativi. Proprio di questo ci occuperemo ora.

Riprogrammare il cervello con il metodo delle dieci frasi

Il modo più rapido per sbarazzarsi dell'ansia e del panico consiste nell'adottare una doppia strategia: da un lato, bloccare colpo su colpo le reazioni ansiose, disinnescando gli schemi ricorrenti con i giusti sistemi spezza-circuito; dall'altro, creare nuove connessioni neurali ad hoc. Ciò significa, alla lettera, privare l'ansia del suo terreno di coltura, e quindi impedirle di ripresentarsi.

Il sistema più rapido è un apposito training mentale che ho chiamato "metodo delle dieci frasi". È un approccio che prende le mosse da una semplice domanda: «Che vita vi piacerebbe vivere?». Quando lo chiedo ai miei pazienti, la risposta è quasi sempre breve e lapidaria: «Una vita senza più panico». È raro che aggiungano altro. Quando invece chiedo che cosa vorrebbero eliminare, partono dei monologhi interminabili.

Provate anche voi. Prendetevi tre minuti per elencare le cose che non vi soddisfano più e poi altri tre per descrivere la vita che vi piacerebbe, servendovi solo ed esclusivamente di formulazioni positive: la precisazione è essenziale, perché avete già passato in rassegna le cose che vorreste eliminare.

Quasi sempre i miei pazienti trovano facilissimo riempire i primi tre minuti e ben più complicato trovare qualcosa da dire negli altri tre. È la riprova che il cervello del soggetto ansioso è ricco, più che altro, di connessioni negative. Niente paura! Il fatto che da anni siete abituati a pensare in termini di problemi anziché di proposte non significa che non possiate cambiare, o che occorreranno anni per farlo. La moderna ricerca scientifica ha consentito di mettere a punto una tecnica in grado di riprogrammare il cervello in modo più rapido del pensiero "tradizionale". Quella tecnica è una delle principali componenti del metodo delle dieci frasi, grazie al quale, impiegando circa venti minuti al giorno, potrete osservare i primi risultati in sole tre settimane. A quel punto, sentendovi più forti, non avrete ulteriori dubbi: potrete sbarazzarvi dell'ansia; anzi, la meta è già in vista.

Il fatto che da anni siete abituati a pensare in termini di problemi anziché di proposte non significa che non possiate cambiare, o che occorreranno anni per farlo.

Come già sappiamo, il metodo delle dieci frasi si fonda su un semplice interrogativo: «Che vita vi piacerebbe vivere?». Prendete un foglio di carta e annotate dieci frasi, descrivendo la vita perfetta come ve la immaginate. Aspettate un attimo prima di darci dentro: dovete rispettare cinque semplici regole, perché non è un mero esercizio di pensiero positivo. Si tratta di "riprogrammare" il vostro cervello, per cui occorre, innanzitutto, tenere conto dei principi e delle leggi che governano il suo funzionamento.

Il pensiero è un processo auditivo: quando pensate, sentite letteralmente una voce nella vostra testa. Non ve ne eravate mai accorti? Provare per credere.

Pensate cinque volte di seguito la seguente frase: "Non vedo l'ora di essere guarito". (Ripetetela mentalmente, sempre cinque volte, prima di proseguire.)

Ci avete fatto caso? Non solo avete sentito la vostra voce parlare nella vostra testa ma, quasi di sicuro, avete avvertito un leggero picco di energia.

Le cose che diciamo mentalmente a noi stessi (o ad alta voce, non fa differenza) influenzano all'istante il nostro umore. Il linguaggio del quale ci serviamo è un po' come il sistema operativo di un computer: è il programma di base che fa girare tutti gli altri software. Ciascuna di quelle parole ha un peso, molto più di quanto riusciate a immaginare, ed è proprio questo il motivo per cui il sistema che sto per illustrare risulta così efficace.

Parliamo però delle cinque regole da rispettare per sfruttare al meglio il linguaggio interno dei vostri pensieri. Quando le avrete assimilate e inizierete a seguirle, sentirete la vostra vita trasformarsi in meglio con una rapidità che continua a sconcertare anche molti specialisti legati alle vecchie scuole.

Regola n. 1: nessuna delle dieci frasi dovrà contenere una negazione

In altri termini, dovete rinunciare a un certo tipo di costrutti grammaticali. "Niente più ansia" e "Smettere di preoccuparsi" sono due tipici esempi di auspicio negativo. Perché bisogna evitare formulazioni del genere? Perché il cervello è incapace di pensare per negazioni. Non ci credete? Ve lo dimostro subito.

Evitate scrupolosamente di pensare a un orso che va in bicicletta. Quell'orso non indossa affatto degli occhiali da sole e sulla schiena non ha proprio nessuno zainetto giallo.

Siete riusciti a non visualizzare un'immagine mentale dell'orso? No, si capisce: nessuno è capace di non-pensare. Per decodificare un'istruzione negativa occorre prima di tutto rappresentarsi a livello mentale il contenuto che siete stati invitati a non pensare, e visualizzarlo equivale a creare nuove connessioni neurali. Ogni volta che pensate: "Mai più attacchi di panico!" rendete il vostro cervello impercettibilmente più sensibile al panico, perché consolidate le strutture neurali legate all'informazione PANICO!

Nelle prossime pagine vi proporrò altri piccoli test, perché non mi interessa che mi crediate per principio: voglio convincervi. Tenete alta la guardia, non rinunciate al senso critico e controllate se quello che dico corrisponde al vero.

Chissà per quanto tempo vi siete fidati ciecamente dei consigli di presunti esperti senza riuscire a sconfiggere l'ansia! Anche per questo vi esorto, una volta di più, a sentirvi pienamente responsabili della vostra vita. Imparate a conoscere i meccanismi specifici che scatenano l'ansia, imparate a conoscere meglio anche voi stessi. A poco a poco, svilupperete una nuova sensibilità e imparerete a capire come il linguaggio che utilizzate riprogramma, giorno dopo giorno, il vostro cervello. Quella riprogrammazione governa tutti gli ambiti della vostra esistenza, nessuno escluso. Per questo le tecniche descritte nelle prossime pagine non servono soltanto a trasformare l'ansia in serenità, ma anche a riorientare la propria vita in modo tale da ridurre gli insuccessi e realizzare più spesso i propri progetti.

Regola n. 2: usate solo formulazioni positive

La seconda regola è un corollario della prima. Invece di scrivere "Non voglio più soffrire d'ansia" scrivete: "Mi sento pieno di coraggio e determinazione". La prima frase ricorda inevitabilmente al vostro cervello una serie di circostanze nelle quali avete provato angoscia, mentre la seconda, in virtù degli stessi meccanismi, richiama momenti in cui vi siete sentiti audaci e determinati.

Badate bene a evitare i costrutti implicitamente negativi, per esempio aggettivi come "spensierato" o "imperturbabile", che sottintendono l'idea di un cruccio, ma anche parole come "libero", che è una negazione espressa con mezzi vicari. Non scrivete insomma: "Mi sento libero e spensierato" ma: "Vivo con pienezza il momento presente e mi godo ogni istante". Non scrivete: "Finalmente una vita senza più debiti" ma: "Ho sempre a disposizione il denaro che mi serve per acquistare le cose di cui ho bisogno e che mi fanno stare bene".

Forse vi starete chiedendo: "Che importanza ha come formulo il concetto? Evitare le proposizioni negative non aumenta il mio potere d'acquisto". È una domanda che mi fanno spesso, per cui provvedo a rispondere subito. Pensare in maniera diversa significa attivare altre capacità cerebrali. Finora avete speso la maggior parte delle energie e del tempo a ruminare sulle difficoltà della vita. E se domani utilizzaste le stesse risorse per cercare di scoprire come facilitarvi le cose? Ben presto la musica inizierebbe a cambiare.

Se tutto questo vi sembra ancora incomprensibile, lasciate che ve lo spieghi in termini scientifici: la ricerca ha mostrato che il pensiero subconscio elabora oltre ottantamila informazioni al secondo. È come se ogni mattina un esercito di ottantamila staffette attendesse i vostri ordini. Se ogni mattina ordinate loro di partire alla ricerca degli ostacoli che vi impediscono di riuscire in quello che state facendo e di affrontare la vita con coraggio e consapevolezza, vi procureranno quello che chiedete. Pensate che non faccia alcuna differenza se ogni secondo ottantamila staffette partono alla ricerca di opportunità per rendere più ricca e piacevole la vostra esistenza?

Regola n. 3: usate solo verbi al tempo presente

Grazie alla moderna ricerca sul cervello sappiamo che a creare il maggior numero di nuove sinapsi sono le esperienze reali, ma soprattutto, per nostra fortuna, abbiamo scoperto che anche una rappresentazione mentale di particolare intensità induce effetti abbastanza simili. Se ci immaginiamo di poter raggiungere le mete che ci prefiggiamo, realizzare gli obiettivi diventa più facile. Questo fenomeno, uno dei fondamenti del cosiddetto training mentale, è già noto da anni agli sportivi che competono ai massimi livelli. Quando una pattinatrice sta studiando una nuova figura complessa, l'allenatore la inviterà a chiudere gli occhi e a cercare di visualizzare più e più volte un'esecuzione impeccabile, concentrandosi ora sull'effetto visivo globale, ora sulle sensazioni corporee che la accompagnano. Che cosa prova ciascuno dei muscoli nel momento in cui esegue alla perfezione quella nuova figura? L'essenziale è sforzarsi di immaginare la situazione desiderata come se fosse già realtà. Alcuni studi hanno mostrato che, affiancando alla pratica sportiva delle sedute di training mentale, l'efficacia degli allenamenti può aumentare fino al quaranta per cento, garantendo risultati più rapidi rispetto alla sola preparazione atletica.

Perché non sfruttare una tecnica che ha già dato brillanti risultati nello sport? Per questo è importante utilizzare sempre e soltanto verbi al presente, anche se per concretizzare la situazione descritta potrebbero volerci degli anni. Non è indispensabile parlare solo di benessere fisico e corporeo: potete formulare anche desideri e obiettivi legati alla vita di tutti i giorni. Si tratta di consentire al vostro cervello di sperimentare nuove strade. "Mi sto godendo una vacanza da sogno alle Maldive" e "Vivo un rapporto sentimentale appagante" sono soltanto due esempi di come potreste descrivere in dieci frasi la vita che vi piacerebbe.

Regola n. 4: solo frasi concrete

Quanto più le vostre descrizioni della vita ideale risulteranno concrete, tanto più rapidamente il vostro cervello costruirà nuovi percorsi neurali.

Formulazioni generiche come "Sto bene" o "Mi sento felice" offrono ben pochi appigli alle vostre cellule grigie, che chiedono solo di potersi connettere a tappeto. Annotate frasi che descrivono situazioni specifiche, che vi piacerebbe vivere non appena il problema dell'ansia sarà poco più di un ricordo. Pensate, per prima cosa, agli aspetti della vostra vita dove si è già insediata l'abitudine a evitare certe attività. Se, per esempio, da mesi non riuscite più a viaggiare in auto, un'ottima frase potrebbe essere: "Mi piace prendere l'auto e partire senza preavviso per un posto che amo". Di seguito propongo altri esempi concreti:

◊ La mattina mi sveglio riposato e impaziente di ricominciare.
◊ Il nuovo lavoro mi piace. Trascorro volentieri il mio tempo insieme ai colleghi, che sono persone gentili, e ogni giorno penso con soddisfazione a quanto il mio contributo viene apprezzato.
◊ Guido una bella auto e mettermi al volante mi procura ogni giorno sensazioni meravigliose.
◊ Cucino volentieri per gli amici e mi piace accogliere gli ospiti.

- ◊ Mi tratto come il mio miglior amico/la mia migliore amica. Mi parlo con gentilezza, mangio sano e frequento soltanto persone che mi fanno stare bene.
- ◊ Pratico il mio sport preferito due volte a settimana e mi sento pienamente a mio agio nel mio corpo.
- ◊ Mi piace frequentare altre persone e sorrido a tutti senza difficoltà. L'energia positiva che raccolgo di rimando mi fa sentire bene.
- ◊ Frequento amici vecchi e nuovi e ogni giorno provo gratitudine per le persone straordinarie che sono parte della mia vita.
- ◊ Arricchisco le mie giornate con molte attività interessanti (non dimenticare di inserire esempi concreti) e di settimana in settimana sento con piacere che i miei orizzonti si allargano.
- ◊ Nutro la mente con informazioni di qualità che mi aiutano a rendere la mia vita più serena, felice e ricca di traguardi.
- ◊ Ho trasformato il mio hobby (indicare un'attività concreta) in una professione e ora guadagno bene facendo ciò che amo.

Regola n. 5: le vostre frasi dovranno essere "autonomamente concretizzabili"

Questo non significa limitarsi a obiettivi "realistici". Al contrario, più puntate in alto, più rapidi saranno i progressi. Può sembrare una contraddizione ma, come vedremo tra poco, le neuroscienze ci dicono che non è così.

"Autonomamente concretizzabili" sono tutti quegli obiettivi il cui conseguimento non dipende dal concorso di altri. Gli unici responsabili della vostra vita siete voi. Nessuno vi può sostituire: né il vostro partner, né il vostro capo, né la famiglia, né lo Stato. Giorno dopo giorno, siete voi, e voi soltanto, a decidere che cosa fare, che cosa lasciar perdere, con chi trascorrere il tempo. Naturalmente, chi ha già la fortuna di vivere con il partner ideale o di lavorare a fianco del superiore che tutti vorremmo, può fare riferimento a queste persone nel corso dell'esercizio.

Di norma, però, i pazienti mi parlano di condizioni di lavoro agghiaccianti e di capi insensibili. Quando chiedo chi abbia deciso di continuare a lavorare per anni sotto un mostro del genere, oltre a trascurare la ricerca di un impiego migliore, mi rispondono quasi sempre con un monosillabo: «Io?».

Vi ricordate la storia che ho raccontato nel capitolo 3? Doris si era ripetuta per anni che trovare un lavoro migliore sarebbe stato impossibile, e più reiterava quell'autoprogrammazione negativa, più la situazione peggiorava. Non appena ha saputo modificare il suo dialogo interiore, è riuscita a trovare un nuovo posto nel giro di sole due settimane.

Riesaminiamo la regola n. 5 alla luce di questo esempio. Poniamo che da vari anni siate infelici sul lavoro e che il vostro capo vi faccia penare. Una delle vostre frasi potrebbe essere: "Continuo a fare lo stesso lavoro, ma ora le cose vanno a gonfie vele". Ecco un tipico caso di affermazione positiva concepita nel modo sbagliato. Così non va, perché l'obiettivo non è autonomamente concretizzabile: sottintende che qualcun altro debba cambiare affinché voi stessi possiate sentirvi meglio. In buona sostanza, avete subordinato la felicità al comportamento del capo. Così non può funzionare, perché il vostro superiore persegue i suoi interessi, e con ogni probabilità non gli importa nulla di come vi sentite, purché rendiate al massimo, in cambio di un minimo di stipendio. Pensare così, alla lunga fa insorgere uno spiacevole sentimento di subalternità e impotenza.

Un esempio di obiettivo autonomamente concretizzabile potrebbe essere il seguente: "Ho trovato un buon lavoro nel quale le mie capacità vengono valorizzate e remunerate in modo adeguato". In questo caso siete voi a essere padroni della situazione, a stabilire quali siano le capacità in gioco e quale situazione lavorativa, nello specifico, potrà contribuire a farle sbocciare. Una volta appurato, potete fare intervenire con profitto anche le vostre ottantamila staffette. Ora sì che il vostro cervello ha ricevuto istruzioni costruttive e può ricalibrare le percezioni subcoscienti in modo tale da segnalarvi, a mano a mano che le incontrate, tutte le opportunità di trovare davvero l'impiego perfetto.

Molti pazienti affetti da disturbi ansiosi sanno benissimo che cosa NON vogliono. Non vogliono un lavoro sottopagato, non vogliono subire il capo ipercritico, non vogliono occuparsi di mansioni noiose e inappaganti. Stanno dando istruzioni al loro subconscio, certo, ma in cambio accumulano ancora più cose che non desiderano. Sono quasi sempre le persone che pensano in questo modo a vedersi offrire in eterno nuovi impieghi identici ai vecchi, o di poco migliori. Le stesse tendenze governano i rapporti interpersonali. Finché continuerete a dire al vostro subconscio che cosa NON VOLETE PIÙ, continuerete a imbattervi in persone che corrispondono a quell'identikit negativo.

La tecnica dei cinque canali. Mettere il turbo alla salute della psiche

Una volta che avete annotato le dieci frasi, si tratterà di riprogrammare il vostro cervello con uno stratagemma, ispirato alla più moderna ricerca, che mi piace paragonare a un "turbocompressore della salute psichica". Lavorate per venti minuti al giorno su una delle vostre dieci frasi, concentrandovi, a turno, su uno solo dei cinque canali sensoriali.

Usate la vista, l'udito, il tatto, l'olfatto e il gusto, separatamente. Occorrerà fare un po' di esercizio, ma quasi tutti i miei pazienti riescono a integrare questa semplice ma efficace tecnica di training mentale nelle loro vite quotidiane. Per mostrarvi come funziona, citerò un altro esempio pratico. Poniamo che abbiate scritto:

"Sto vivendo una relazione sentimentale appagante e ogni giorno mi sento grato/a per il privilegio di trascorrere la mia vita con una persona così cara e premurosa".

Un suggerimento essenziale: se in cuor vostro sentite che con l'attuale partner le cose non si aggiusteranno mai, pensate a una persona immaginaria. Se pensaste a una persona in carne e ossa, infatti, la frase violerebbe la regola numero 5, non risulterebbe cioè autonomamente concretizzabile. A questo stadio non conta la persona come tale, ma le qualità umane che caratterizzano il vostro partner ideale.

Per facilitare l'esercizio e renderlo più efficace, immaginate una situazione concreta tra quelle che associate a una relazione riuscita. Per esempio, una colazione insieme in una bella domenica mattina, una passeggiata nel bosco, una notte d'amore, una serata al cinema seguita da una cena nel vostro ristorante preferito. Potrete scegliere di volta in volta situazioni sempre nuove, purché corrispondano ai criteri prescritti. Badate bene a formulare ogni dettaglio in termini positivi. Forse vivere una relazione appagante, ai vostri occhi, significa anche litigare in modo propositivo; la parola "litigare", però, va esclusa per via delle sue connotazioni negative, senza contare che, per la maggior parte delle coppie, le ore felici trascorse tête-à-tête sono già così rare che non c'è alcun bisogno di pensare ad affinare l'arte del bisticcio.

Prendiamo il caso di una serata al cinema. Ora vi spiegherò come fare per distinguere i cinque canali sensoriali. Prima di procedere, però, un altro consiglio: forse alcuni di voi staranno pensando: “Il cinema? Ma se non ci vado da un pezzo, l’ansia non me lo permette!”.

Prendete coscienza del fatto che se non andate più al cinema è perché il vostro cervello sta già immaginando gli attacchi di panico che potrebbero assalirvi. Già in anticipo, vi sentite prigionieri della sala gremita, incapaci di uscire prima che accada il peggio. Immaginate gli spettatori seduti che vi guardano in cagnesco perché passate loro davanti, nel bel mezzo del film. Forse alcuni già mormorano alle vostre spalle.

Per il vostro cervello è mille volte più facile evocare una sequela di immagini e suoni dalle connotazioni negative che non produrre anche un solo pensiero positivo. Non per molto, perché l’esercizio che vi sto proponendo serve proprio a rovesciare questa situazione. Non si tratta di costringervi ad andare al cinema ignorando le vostre paure, ma di fare pratica in un ambiente protetto, per addestrare il cervello a produrre pensieri positivi nello stesso modo automatico con cui oggi produce quelli negativi.

Lavorate con assiduità sugli esercizi proposti, e nel giro di alcune settimane vedrete con quanta serenità ricomincerete a fare cose che, al momento, vi sembrano fuori portata. Vi riesce difficile crederlo? Nessun problema: se vi atterrete alle mie istruzioni, applicandovi nel training con regolarità, toccherete presto con mano i primi, sorprendenti risultati.

Cercate un posto tranquillo, mettetevi comodi e passate in rassegna i vostri cinque canali sensoriali. Evitate, se possibile, di svolgere l’esercizio per iscritto perché si tratta di allenare il cervello a pensare in maniera diversa. Chi trova faticoso mantenere la concentrazione può aiutarsi con carta e penna, ma senza dimenticare che, più avanti, bisognerà riprovare sempre più spesso a eseguire quelle operazioni a mente.

Per riprendere il nostro esempio, immaginate di essere al cinema con la persona che amate. Concentratevi per prima cosa sul canale visivo. Concedetevi il tempo che occorre. Non è una gara di velocità: il punto è concentrarsi con la massima intensità sul canale sensoriale di volta in volta interessato.

Non avete ancora conosciuto la persona giusta? Poco male! Limitatevi a immaginare le caratteristiche e le qualità della persona che potrebbe farvi innamorare per la vita.

Quando vi sembra di avere percepito tutte le immagini piacevoli che riuscite a collegare alla situazione, concentratevi sul canale uditivo e riflettete con calma sulle esperienze sonore che possono accompagnare una serata ideale al cinema. Poi fate lo stesso con il tatto, l'olfatto e il gusto, in quest'ordine.

Gli ultimi due canali sensoriali mobilitano aree cerebrali antichissime, per cui il loro potenziale di riprogrammazione è particolarmente elevato. Non prendete scorciatoie e dedicate anche a loro il tempo necessario. Il novantotto per cento delle paure sollecita in prevalenza uno dei primi tre canali, mentre l'olfatto e il gusto non risultano quasi mai associati a strutture ansiose di lunga data, per cui il loro contributo a una riprogrammazione può rivelarsi fin dall'inizio particolarmente proficuo.

"Una serata romantica al cinema": esempio della tecnica dei cinque canali

Ecco un esempio concreto di che cosa accade nella vostra testa quando eseguite l'esercizio. Modificate i singoli dettagli secondo il vostro gusto, adattandoli alle vostre preferenze. Chi non ama la Coca-Cola può immaginare una bevanda diversa. Non è obbligatorio bere acqua: si possono scegliere birra, grappa, caffè ecc. Quello che ci interessa è mettere a punto un programma capace di descrivere al meglio la vita che vi piacerebbe vivere, e ricablare il cervello di conseguenza. I comportamenti governati dall'ansia li conoscete già, anzi, sono la cosa che vi riesce meglio: proprio per questo vogliamo cercare di minarli alla radice. Se un tempo andavate pazzi per il caffè, ma avete dovuto smettere a causa dei vostri disturbi ansiosi, è tempo di ricominciare a berlo, almeno con l'immaginazione. Un altro requisito essenziale è non limitarsi a elencare verbalmente i singoli dettagli: occorre immaginarli e quindi esperirli nel modo più vivido possibile.

VISTA. Vedo la sala, il grande schermo, sul quale passano già i primi spot. Vedo gli spettatori armati di bevande e popcorn. Vedo il mio sacchetto di popcorn e la mia Coca-Cola gelata, vedo il mio partner, impaziente di guardare il film, vedo la sua mano prendere dolcemente la mia e accarezzarla, vedo il suo meraviglioso sorriso, vedo scorrere i titoli di testa, vedo il mio attore preferito...

UDITO. Sento i dialoghi del film, la colonna sonora, le risate degli spettatori, il rumore discreto del mio sacchetto di popcorn, sento il fruscio delle poltroncine quando mi muovo, il commento spiritoso che il mio accompagnatore mi sussurra all'orecchio, mi sento pensare a quanto sono felice di avere finalmente accanto una persona così, sento lo scricchiolio dei popcorn sotto i denti...

TATTO. Percepisco la poltroncina comoda, il gradevole tepore della sala, sento la mano morbida del partner, la bottiglia di Coca-Cola ghiacciata contro la pelle, la consistenza croccante dei popcorn in bocca, sento il corpo rilassarsi quando il film comincia, mi sento bene perché posso tornare a fare le cose che mi vanno a genio, sento il corpo rinfrescarsi piacevolmente a ogni nuova sorsata della mia bibita...

OLFATTO. Sento l'odore della sala, il profumo della persona che mi accompagna, l'aroma dei popcorn appena fatti, quello della mia Coca-Cola...

GUSTO. Sento il sapore dei popcorn, della Coca-Cola, del bacio appassionato del mio partner...

Forse vi sarà bastato leggere queste righe per toccare con mano la potenza di una simile forma di pensiero. Più dettagli riuscite mentalmente a percepire, più veloce sarà il ritorno a una vita serena e felice, perché questo esercizio è in grado di riprogrammare il vostro cervello con una rapidità circa diecimila volte maggiore rispetto al pensiero comune. Pensare in astratto una frase come: "Sto trascorrendo una bella serata al cinema con il mio tesoro" crea un numero limitato di nuove sinapsi, ma se si lavora separatamente sui cinque canali della percezione, si attivano cinque diverse aree cerebrali. Quando passate da un canale all'altro, quelle regioni vengono indotte a scambiarsi dati, dal momento che si tratta di percepire sotto una nuova luce oggetti che avete già esaminato con uno o più dei vostri sensi. Così facendo, costringete i neuroni ad attivarsi in contemporanea, una, due, cento volte, favorendo la creazione di nuove connessioni sinaptiche.

Poniamo che abbiate visto venti dettagli, che poi ne abbiate uditi e toccati altrettanti, e che infine ne abbiate annusati dieci e gustati altri cinque. Mentre immaginate, il vostro cervello non può fare a meno di creare 20 x 20 x 20 x 10 x 5 nuove sinapsi.

Avete calcolato il prodotto? Se svolgete l'esercizio con la giusta applicazione, nel giro di venti minuti potete sviluppare fino a quattrocentomila nuove sinapsi, tutte legate a una sola informazione: "Che bello tornare al cinema in compagnia della persona giusta!".

Quando avrete sperimentato per un paio di giorni il metodo delle dieci frasi, scoprirete che non è affatto semplice isolare i canali sensoriali. Se avete scritto: "Mi piace uscire a passeggiare da solo/a", magari vi salirà alle narici il profumo inebriante dell'erba appena tagliata, ma in quel caso il cervello non potrà fare a meno di visualizzare un prato falciato di fresco e magari il vicino con il tosaerba.

Sul piano uditivo vi tornerà in mente, in modo automatico, l'inconfondibile suono del motore e delle lame, consolidando il legame sinaptico con le precedenti impressioni.
Alternare i canali sensoriali non è un errore. È il modo per creare nuove connessioni positive nel cervello. L'importante è sforzarsi di riconnettersi allo specifico canale dal quale siete partiti, alla ricerca di ulteriori dettagli che tornerete a percepire in maniera reale quando vi sarete liberati dell'ansia.
Per aiutare le sensazioni legate al gusto, provvedete fin dall'inizio, cioè dall'esercizio sulla vista, a richiamare alla mente cibi e bevande. State pensando a un lavoro capace di stimolarvi? Immaginate una pausa pranzo in compagnia dei colleghi e una conversazione piacevole.
Non tutti, all'inizio, troveranno agevole seguire le istruzioni. Non lasciatevi scoraggiare: dopotutto state imparando un modo nuovo di usare il cervello! Come sempre in questi casi, solo la perseveranza paga.
Animando dei laboratori su queste tecniche, ho notato che i pazienti ansiosi di più lungo corso trovano molto utile assistere alla traduzione pratica di queste tecniche. Ecco perché ho creato un videocorso complementare da abbinare alla lettura di questo libro. Per ulteriori informazioni sui contenuti aggiuntivi rimando al mio sito, panikattacken-loswerden.de.

I primi progressi e come accelerarli ancora

Il metodo delle dieci frasi, abbinato alla tecnica dei cinque canali, induce quasi sempre progressi molto rapidi nelle fasi iniziali. In nove casi su dieci, almeno tra quelli che ho seguito nel mio studio, la frequenza e la violenza degli attacchi di panico si riduce del sessanta-settanta per cento nel giro di una sola settimana. Il beneficio risulta aumentato quando gli esercizi vengono svolti poco prima di coricarsi. Ancora una volta, la spiegazione è scientifica. Il riposo notturno si articola in diversi cicli, con quattro-sei passaggi tra una fase di sonno profondo e una fase di sogno (detta anche REM). È durante il sonno REM che il cervello impara, rielaborando le impressioni della giornata. Quelle più fresche, cioè le esperienze che precedono il sonno, vengono privilegiate: quando il paziente si esercita la sera, le quattrocentomila nuove connessioni positive possono arrivare a triplicarsi nel giro di poco tempo, perché quell'accorgimento ha provveduto a stimolare in modo mirato la creazione di nuove sinapsi durante la fase REM.

Un'alterazione strutturale così repentina delle vostre cellule grigie non può non avere delle conseguenze tangibili. Otto pazienti su dieci dicono di avere iniziato a sognare in modo diverso dal solito a partire dalla terza notte. Due su dieci hanno avvertito, per qualche giorno, una leggera pressione alla testa, innocua e del tutto passeggera. Le persone più sensibili sentono addirittura il cervello cambiare. Nel giro di una settimana l'umore migliora e, a parità di circostanze esterne, il soggetto inizia a provare, con sempre maggiore frequenza, la sensazione di trovarsi a proprio agio con se stesso.

Naturalmente, vi capiterà ancora di provare paura o insoddisfazione, ma si tratterà di fasi brevi e sempre meno violente.

Nell'arco di tre settimane, data la necessaria costanza, il cervello impara a riconoscere il modello ricorrente e inizia a trasferire alcune delle informazioni nel cervelletto, l'area deputata agli schemi di comportamento automatizzati. Le reazioni di gioia e serenità stanno diventando spontanee, come un tempo l'ansia e il panico che governavano la vostra vita.

Dopo sei settimane di training, circa il settanta per cento dei miei pazienti ha ampiamente risolto il problema dell'ansia. Si

Dopo sei settimane di training, circa il settanta per cento dei miei pazienti ha ampiamente risolto il problema dell'ansia.

tratta soprattutto di persone che hanno scelto di praticare l'esercizio la sera, prima di andare a letto. Un altro venticinque per cento impiega dalle tre alle sei settimane per sbarazzarsi degli attacchi di panico e della paura della paura. Stando alla mia esperienza di terapeuta, i risultati si dimostrano stabili, perché le ricadute riguardano poco meno del cinque per cento dei miei pazienti, e in questi casi interviene quasi sempre un guadagno secondario (*vedi* p. 22) oppure gli esercizi sono stati interrotti troppo presto.

Volere un cervello capace di provare senza sforzo sentimenti di gioia e serenità è come pretendere un corpo atletico e snello: nell'uno come nell'altro caso occorre darsi da fare. Un giovane che per due anni va in palestra almeno tre volte a settimana avrà quasi certamente un fisico scultoreo. Qual è la cosa più stupida che potrebbe fare? Accontentarsi di quel risultato e sospendere gli allenamenti.

Nel giro di qualche mese la massa magra guadagnata a prezzo di tanti sforzi si sarà volatilizzata e soltanto i muscoli che il corpo utilizza con regolarità rimarranno tonici. Chiunque abbia frequentato l'ambiente delle palestre sa che per conservare la massa muscolare occorre praticare degli esercizi di mantenimento almeno due o tre volte a settimana.

Lo stesso vale per un cervello che riuscite a educare alla gioia, al successo e alla serenità: solo che non si allenano fasci muscolari, ma connessioni sinaptiche. Anche se vi sentite di nuovo benissimo, sarà comunque necessario portare avanti un regime di pensiero attivo. Continuate a praticare ogni sera per cinque minuti l'esercizio delle dieci frasi, oppure fatelo tre volte a settimana per sedute di un quarto d'ora, senza interromperlo solo perché da mesi non avete riscontrato sintomi. A maggior ragione se in quelle settimane state sospendendo sotto la sorveglianza del vostro medico una terapia farmacologica di lungo corso.

Il cervello avrà bisogno di tutto il sostegno disponibile per disassuefarsi all'assunzione di sostanze psicoattive.

Le analogie con il body-building non finiscono qui. Chi si allena con la giusta dedizione non si accontenta mai, aumenta progressivamente il carico, e anche voi, una volta che le prime dieci frasi si saranno tradotte in realtà, dovrete sostituirle con altre dieci situazioni che vi piacerebbe sperimentare. A quel punto, potete trascrivere le prime nel registro dei progressi: vedrete come si riempierà alla svelta, più in fretta di quanto avreste mai immaginato.

Un ultimo consiglio: lavorate su una frase diversa ogni sera. Dopo dieci giorni, completato il ciclo, ripartite dalla prima. Se vi capita di addormentarvi nel bel mezzo di un esercizio, cominciatelo il mattino dopo prima di lavarvi i denti. Se preferite, potete dedicare due sedute consecutive a ciascuna delle dieci frasi, portando il ciclo a venti giorni, ma avendo cura di invertire, a fasi alterne, l'ordine con cui sollecitate i sensi: nelle sedute bis, insomma, l'ordine sarà gusto, olfatto, tatto, udito e vista. Aiuterete il cervello a riprogrammarsi e riuscirete a raggiungere i vostri obiettivi nei tempi adeguati.

Molti dei miei pazienti mi hanno confidato che una pratica regolare fatta prima del riposo serale ha un effetto positivo supplementare: chi soffriva di disturbi del sonno si addormenta con più facilità, e anche la qualità del riposo, se si prosegue con la giusta applicazione, migliora di settimana in settimana.

La regola da tenere sempre a mente è: "L'efficacia non è mai troppa".

La regola da tenere sempre a mente è: "L'efficacia non è mai troppa". Chi desidera ripetere l'esercizio anche di giorno può farlo tranquillamente. Come ho accennato nelle pagine precedenti, si può lavorare sui singoli canali sensoriali anche per iscritto, quantomeno in un primo tempo. Nella fase successiva, no. Lo scopo dell'esercizio è integrare nella vostra vita quotidiana una forma di pensiero nuova, ma pensare e scrivere non sono la stessa cosa. In compenso, più a lungo vi sarete applicati, più la vostra capacità di concentrazione e la forza di allenamento torneranno a livelli ottimali.

Riassumendo. Sconfiggere l'ansia con il metodo delle dieci frasi

◊ Descrivete in dieci frasi la vita che vi piacerebbe vivere.
◊ Rispettate scrupolosamente le cinque regole: sono vietati i costrutti negativi; formulare solo proposizioni positive; usare sempre verbi al tempo presente; descrivere solo situazioni concrete e limitarsi agli obiettivi autonomamente concretizzabili.
◊ Ogni sera esercitate la mente su una delle dieci frasi, applicando la tecnica dei cinque canali.
◊ All'inizio, lavorate pure per iscritto, se vi aiuta, ma sforzatevi per quanto possibile di svolgere le consegne a mente per massimizzare gli effetti del training.
◊ Al termine del primo ciclo di dieci giorni ricominciate dalla prima frase, e così via, finché una delle situazioni descritte non si è tradotta in realtà. A quel punto, rimpiazzatela con un'altra frase, cioè con un nuovo desiderio che vi piacerebbe riuscire a realizzare.

- ◊ Fate in modo che ogni frase lasci spazio a situazioni esperibili anche per via olfattiva e gustativa: così facendo, si accelera la crescita neuronale, e di conseguenza anche il processo di guarigione.
- ◊ Non limitatevi a recitare le frasi: vivete ciascuna situazione con la fantasia, nel modo più vivido e dettagliato possibile.
- ◊ Non sospendete gli allenamenti quando vi sembra di stare di nuovo bene, ma continuate con gli esercizi di "mantenimento". Eviterete le ricadute.
- ◊ Guardatevi bene dallo scegliere obiettivi che potreste già concretizzare senza sforzo, perché questo significa minare il potenziale di crescita neurale. Date la preferenza a situazioni che non avete ancora vissuto o che al momento evitate attivamente, formulandole "come se" poteste già goderne appieno.

Capitolo 5

Tecniche di emergenza: stare meglio in pochi secondi

Ricordate la storia del pinguino nel deserto? Ve l'ho raccontata (*vedi* p. 43) per cercare di mostrarvi, nella maniera più chiara possibile, che per trovare le risposte giuste, quelle capaci di apportare soluzioni, occorre formulare le domande giuste. Chi preferisce continuare a chiedersi come e perché la malcapitata bestiola sia finita nel deserto, lo lascia arrostire sulla sabbia più a lungo del dovuto; chi invece procede a domandarsi come riportarlo in acqua, troverà una soluzione in tempi relativamente brevi.

Nel vostro caso, significa questo: basta rimuginare, basta rivangare il passato! Invece di lambiccarvi il cervello cercando l'origine del vostro disturbo ansioso, concentratevi sulle strabilianti tecniche delle quali oggi disponiamo per far scomparire l'ansia e il panico.

L'unico ostacolo che ancora vi separa da una pronta guarigione sono le vostre vecchie "credenze", che magari vi sono state inculcate anni e anni fa. Pensieri fallaci come: "Un disturbo d'ansia così grave non si può curare nel giro di qualche settimana!" oppure: "Bisogna fare i conti con la propria infanzia, è l'unico modo per guarire".

Finché continuerete a prestare fede a questi assiomi, vi sembrerà inutilmente complicato aprirvi a metodi nuovi ed efficaci. Basta gettare uno sguardo alla storia del genere umano per verificare che quasi tutte le grandi scoperte sono state accolte con derisione e scetticismo. Abbiamo già detto delle tante metodologie in campo medico e terapeutico che sono state accantonate. Un motivo c'è: nel frattempo sono entrati in uso sistemi più adeguati e convincenti. Chi rifiuta le innovazioni per principio non ha imparato nulla dalla storia della nostra specie. Chi si ostina a dire: "Si può fare soltanto così e non altrimenti!" verrà cordialmente messo a tacere nel giro di qualche anno o decennio.

Così è sempre stato e così sarà sempre, perché l'essere umano non smetterà mai di indagare. Sennonché, il ritmo dell'innovazione, cioè la velocità con la quale le scoperte della scienza prendono il posto delle vecchie "verità", aumenta di anno in anno in modo vertiginoso. Linus Pauling, luminare della chimica e due volte premio Nobel, ha espresso il concetto in modo lapidario:

«La conoscenza scientifica è un errore ultimo modello».

Per ottenere risultati rapidi, in determinate circostanze, occorre sbarazzarsi di credenze non più attuali. Forse, in occasione di precedenti terapie, vi è stato detto che bisogna "accettare" l'ansia o siete stati invitati, addirittura, a darle un nome, come Ugo o Susanna. Se vi sembra utile, continuate pure, ma se quei sistemi avessero davvero funzionato, probabilmente non stareste leggendo questo libro. Per cui, lasciate perdere, se potete. L'ansia che il soggetto percepisce come immotivata è, e resta, un disturbo sgradevole, anche quando porta un nome, per cui si tratta di eliminarla il prima possibile. E come si comporta un atleta che vuole sconfiggere gli avversari? Studia i loro punti deboli per contrattaccare.

Anche il vostro personale avversario, l'ansia, ha vari punti deboli, diversi a seconda del canale sensoriale che tende a innescarla con maggiore frequenza. Oggi, con le tecniche di pronto intervento che ho sperimentato e perfezionato nel corso degli anni a contatto con i miei pazienti, è possibile stroncare il panico sul nascere nel giro di pochi secondi. Prima di procedere, però, devono essere individuati i principali punti deboli della vostra personale struttura d'ansia mediante alcuni semplici test.

Di seguito, vi insegnerò alcune tecniche di "interruzione" grazie alle quali potrete spezzare le reazioni a catena registrate nel vostro cervello. Il beneficio è immediato, e risulterà tanto maggiore quanto più frequente sarà l'utilizzo. L'efficacia di questi "interruttori" nella lotta contro l'ansia è così notevole che già alla seconda seduta parecchi pazienti mi hanno assicurato di sentirsi meglio rispetto agli anni precedenti, trascorsi tra medicinali e psicoterapia. Certo, questi metodi funzionano soltanto se non li ostacolate. Il pessimista inveterato che obietta fin dall'inizio: «Non è possibile, se delle tecniche tanto semplici avessero realmente degli effetti così strabilianti, anche gli altri terapeuti le userebbero da anni» sta bloccando da solo i meccanismi psicosomatici dai quali dipende il beneficio.

Chi invece si sente disposto a sperimentare qualcosa di nuovo, potrà avvalersi di strumenti utili per lottare con le proprie forze contro l'ansia e il panico. Quando si consolidano le difese, anche la "fobofobia" scompare nel giro di poche settimane, perché chi ha imparato a fermare l'ansia in pochi secondi non deve più temere di essere colto alla sprovvista. È questa maggiore sicurezza che rende più rare le manifestazioni dell'ansia, fino a farle scomparire del tutto.

Una cosa importante: se state già assumendo dei farmaci contro l'ansia guardatevi bene dal sospendere troppo presto la terapia sull'onda dei primi successi. Il vostro cervello potrebbe avere sviluppato una forte dipendenza da quelle sostanze, per cui una brusca riduzione delle dosi potrebbe innescare sintomi di disassuefazione. Aspettate almeno sei settimane e poi avviate una sospensione del farmaco sotto la supervisione del medico.

I canali sensoriali dell'ansia

L'attivazione dell'ansia passa per i nostri canali sensoriali, e nel novantanove per cento dei casi si tratta della vista, dell'udito e del tatto, ossia un complesso di percezioni cinestesiche, tattili e propriocettive, a seconda che la sensazione coinvolga il movimento, gli oggetti che entrano in contatto con la pelle o gli stati del corpo sentiti dall'interno. Per semplicità, in queste pagine parlerò del tatto come di un canale cinestesico.

Le paure che sfruttano il canale visivo attivano l'ansia sotto forma di immagini improvvise che balenano e scompaiono in un lampo di fronte al vostro occhio interiore. Vi vedete perdere i sensi, combinare un disastro, essere rimproverati. Sono, perlopiù, immagini effimere, così fulminee che non vengono neppure percepite in maniera cosciente. Per questo, da oggi, dovrete fare attenzione ai modi in cui innescate la vostra ansia. Ogni volta che l'angoscia vi assale, domandatevi: "Che cosa ho appena fatto per attivare i miei meccanismi ansiosi? Ho visua-

Ogni volta che l'angoscia vi assale, domandatevi: "Che cosa ho appena fatto per attivare i miei meccanismi ansiosi?".

lizzato un'immagine? Ho fatto particolarmente caso a una certa sensazione? Ho pronunciato mentalmente parole che hanno scatenato l'angoscia?".

Il dialogo interiore può innescare l'ansia o addirittura il panico attraverso il canale uditivo, in virtù delle parole che rivolgiamo a noi stessi. Non tutti sanno che quando pensiamo, sentiamo letteralmente una voce risuonare nella testa. Vi dite frasi come: "Oggi spero di non avere attacchi di panico!" oppure: "Non ce la faccio più, così non può continuare!". Chiunque abbia sofferto di questi disturbi ha potuto constatare sulla propria pelle che pensieri del genere, di norma, non fanno che peggiorare il problema.

Forse adesso starete pensando: "Ma quelli sono pensieri che vengono da sé, non sono io a controllarli!". Anche questa è una frase che avete sentito risuonare nella testa, pronunciata dalla vostra voce. E anche questo è un pensiero gravido di conseguenze, perché induce rassegnazione e prosciuga le vostre energie. Per fortuna, è anche un pensiero sbagliato. Ce l'avete eccome il potere di governare il vostro dialogo interiore. Nessuno vi ha ancora insegnato come fare, tutto qui, ma vedrete che le cose inizieranno a cambiare già prima che abbiate finito di leggere questo capitolo.

Le angosce fatte insorgere da percezioni cinestesiche derivano da sensazioni corporee alla quali prestiamo più attenzione del necessario. Chi ha sofferto in passato di disturbi d'ansia tenderà a interpretare ogni formicolio, ogni piccolo spasmo muscolare, ogni crampo allo stomaco come un segnale di allarme e un indizio: un altro attacco di panico in arrivo. Questo eccesso di attenzione, però, attiva il rilascio di adrenalina e istamina, accentuando i sintomi che vi spaventano. Se non ci faceste caso, invece, scomparirebbero come sono arrivati, nel giro di qualche istante, come succede ogni giorno a tutte le persone "sane".

Le più insidiose tra le percezioni cinestesiche si rivelano quelle legate alle funzioni base dell'organismo, che di norma sono automatiche. Alcuni miei pazienti, per esempio, si sforzano di controllare la respirazione, ma sbagliano, perché è meglio non pretendere di interferire con un processo che, nell'essere umano, avviene in modo spontaneo fin dalla nascita. Se per respirare nel modo giusto occorresse davvero pensare a quello che si sta facendo, saremmo tutti morti da un pezzo! Se prescrivessimo esercizi di respirazione faremmo un pessimo servizio al paziente: invece di insegnargli a lasciare che il corpo faccia da sé, richiameremmo la sua attenzione su un'operazione che dovrebbe svolgersi senza il suo contributo conscio.

Nelle prime sedute, peraltro, molti pazienti mi parlano sempre e soltanto di ansie innescate da percezioni cinestesiche. Non si rendono ancora conto che i sintomi corporei negativi che mi descrivono sono preceduti da un'attivazione visiva o uditiva, come al solito quasi impercettibile. Un'altra cosa che non sanno è che spesso i pazienti ansiosi PIANIFICANO l'ansia. La maggior parte di loro ha sentore di questo fenomeno quando constata che le fasi di benessere duraturo coincidono, in genere, con momenti di concentrazione prolungata su altro. Non appena tornano a domandarsi quando li assalirà il prossimo episodio ansioso, ecco che riaffiorano i sintomi precursori. A scatenare il successivo attacco di panico, in sostanza, è il fatto di pensare con apprensione all'ansia.

Tuttavia, una sensazione ansiosa è sempre preceduta da un'immagine mentale e/o da un dialogo interiore. Un pensiero breve e rapido, come: "Oggi speriamo di non avere altri attacchi d'ansia!" oppure un'immagine che compare all'improvviso, come per esempio quella del proprio corpo riverso a terra, o la sensazione di allontanarsi a grandi passi da un luogo dove ci è già capitato di avere degli attacchi.

A ridosso di un episodio, insomma, i pazienti pianificano la situazione spiacevole con mezzi visivi o uditivi, eppure molti non percepiscono neppure quei pensieri istantanei: l'unica cosa di cui si rendono conto è il modo in cui il loro corpo reagisce all'angoscia. Le specifiche cambiano da individuo a individuo: si possono verificare capogiri, formicolii alle braccia o alle gambe, senso di oppressione all'addome, fitte al torace, tachicardia ecc.

Acquisire questa consapevolezza è determinante, dal momento che molti pazienti sono convinti che l'ansia li assalga a ciel sereno e si traduca esclusivamente in sintomi corporei. Quando iniziano a capire che, in realtà, la reazione è stata innescata da un dialogo interiore o da immagini di contenuto negativo, imparano quasi subito a interrompere il circuito ansioso, tant'è che i sintomi organici dell'ansia si manifestano sempre più di rado, fino a scomparire. In attesa che accada anche a voi, potete servirvi delle tecniche di interruzione descritte in questo capitolo e, con un po' di esercizio, riuscirete a spegnere in pochi secondi i sintomi corporei più antipatici. Maggiormente efficaci sono gli strumenti dei quali disponete per lottare contro l'ansia, più in fretta scomparirà la paura della paura.

Limitarsi a usare tecniche di interruzione sarebbe un grave errore. Per sbarazzarsi davvero dell'ansia bisogna agire sulle sue vere cause, cioè su uno stile di pensiero erroneo consolidato dall'esperienza. A questo serve il metodo delle dieci frasi. Se la mente ha il potere di pianificare e quindi scatenare attacchi di panico in tutto e per tutto reali, che cosa le impedisce di fare altrettanto per consentirvi di tornare a vivere una vita felice e serena?

Per completezza, va detto qualcosa anche delle manifestazioni angosciose che passano per il canale olfattivo o per quello gustativo, una forma di attivazione dell'ansia che riguarda meno dell'uno per cento dei casi. Quasi sempre la causa ultima è un evento traumatico: un grave incidente, una violenza, una sciagura.

Un odore o un gusto caratteristici che accompagnavano la scena di quel trauma possono, in una fase successiva, innescare nuovi attacchi di panico e fenomeni angosciosi.

In casi del genere, le tecniche descritte in questo libro non bastano: occorre cancellare o sovrascrivere i ricordi olfattivi o gustativi mediante altri strumenti terapeutici come, per esempio, l'ipnosi. Se rientrate in questa minoranza, potete rivolgervi al nostro studio: provvederemo a mettervi in contatto con uno degli eccellenti specialisti di ipnoterapia con i quali collaboriamo.

Spezzare il circuito: l'arma segreta contro l'ansia e il panico

Anche se non ce ne rendiamo conto, l'ansia obbedisce a precisi modelli ricorrenti. Non sono necessari, né inevitabili, grandi scavi per farli emergere: come potrete verificare, bastano dei semplici test. Siccome, però, ciascun individuo struttura le proprie ansie in modo specifico, non tutti i modelli ansiogeni più comuni rispecchieranno il vostro caso. Alcune dinamiche risulteranno lampanti, altre meno. Concentratevi sui modelli che vi sembrano più evidenti e impadronitevi delle relative tecniche di interruzione. Riuscirete a tagliare quasi subito i primi traguardi.

È la lingua che ci aiuta a riconoscere i modelli, e parecchi schemi ricorrenti si "nascondono", da secoli, dietro certe formule idiomatiche che usiamo tutti i giorni. In tedesco, per esempio, parliamo di *Gedankenkarussell*, cioè paragoniamo al movimento di una "giostra" il turbine di pensieri che non ci danno tregua. Non parliamo forse di idee che ci "vorticano" o "girano" in testa? Quando succede, abbiamo l'impressione di veder volteggiare una giostra, ora in senso orario, ora antiorario, ora sull'asse orizzontale, ora sull'asse verticale. Oppure rotola avanti e indietro, come un rullo, descrive una spirale che si avvita verso l'alto o verso il basso.

Quando avrete imparato a riconoscere il modo di rotazione dei vostri pensieri, vi renderete conto che lo schema è ciclico. I pensieri vorticano sempre nella stessa direzione.

La prossima volta che sentite una giostra turbinarvi in testa, sarà il momento ideale per sperimentare la prima tecnica di interruzione. Anzitutto, osservate in quale direzione gira il carosello dei pensieri, poi immaginate nel modo più vivido possibile di vederlo ruotare nella direzione opposta. Fate attenzione a ciò che succede. Chi ha il dono della concentrazione, vedrà la giostra fermarsi nel giro di pochi secondi. In queste prime occasioni, qualunque cosa accada, continuate a immaginare la rotazione in senso inverso per almeno altri dieci secondi. Vi sentite più calmi e distesi, vero? Per parecchi di voi, potrebbe essere il primo attimo di quiete mentale da settimane o mesi: un momento addirittura magico.

La prossima volta che sentite una giostra turbinarvi in testa, sarà il momento ideale per sperimentare la prima tecnica di interruzione.

Tre o quattro anni fa, un'amica che si accingeva a fare visita al fratello in un reparto di psichiatria mi pregò di accompagnarla. Il giovane era ricoverato da cinque settimane perché, letteralmente, "girava a vuoto". Il mulinello tempestoso di pensieri non gli dava tregua: aveva chiesto lui stesso di essere ospedalizzato: temeva di perdere il senno.

Mi conosceva fin da bambino, per cui, quando gli domandai in che senso ruotavano i suoi pensieri, non mi prese per pazzo, ma cercò di darmi una risposta. Mimando il movimento con la mano, spiegò che la "giostra" vorticava in senso orario. Lo invitai a immaginarla ruotare nella direzione opposta. Lo osservai con attenzione mentre ci provava, rannicchiato su una sedia. Nel giro di un minuto iniziò a sorridere, poi gli scesero due lacrime. Si alzò, mi abbracciò, mi strinse forte e disse: «Pace! Finalmente un po' di pace! Erano settimane che non avevo un momento di pace».

Da quel giorno continuò a praticare la tecnica tutte le volte che i pensieri riprendevano a turbinare, e più si impratichiva, più rapidamente riusciva a ritrovare la quiete e più a lungo durava l'effetto. Venne dimesso dopo una settimana, e di lì a poco ricominciò a vivere e a lavorare come nulla fosse.

Che cosa innesca la vostra ansia? Scopritelo con un test

Procuratevi un paio di fogli di carta e una penna. A titolo di esempio, cercheremo di individuare due inneschi tra quelli che hanno il potere di attivare l'ansia e due meccanismi capaci di agire in senso contrario, cioè di indurre sentimenti positivi. A questo scopo, prenderemo in esame i tre canali principali dell'ansia nel "nuovo" ordine: udito, vista e tatto. Il manifestarsi del panico dipende, in misura prevalente, da uno di questi tre canali, ma è comunque opportuno analizzarli nel loro complesso, perché l'ansia tende a migrare dall'uno all'altro non appena uno schema ricorrente viene spezzato. Solo quando sarete in grado di interrompere l'ansia in modo mirato su tutti e tre i canali, riuscirete a sbarazzarvi del vostro disturbo.

Cominciamo con gli inneschi uditivi. Prendete nota delle due frasi che tendono più spesso a passarvi per la testa nell'imminenza di un attacco d'ansia. Per esempio: "Oh no, non di nuovo! Sarebbe un disastro se mi succedesse ora!" oppure: "Povera me, una galleria! Speriamo che almeno non ci siano ingorghi!". Un altro classico è: "Inutile, non se ne esce, ho l'impressione di girare in tondo". Analizzate, ora, il vostro personale dialogo interiore e scrivete con la massima esattezza, parola per parola, le frasi che vi si presentano in testa appena prima di un attacco.

Passate in rassegna i ricordi e prendete nota di altre due frasi pronunciate da qualcuno che ha saputo rendervi felici. È essenziale che, chiudendo gli occhi e concentrandovi, siate ancora in grado di avvertire, in cuor vostro, la sensazione positiva legata al suono di quelle parole. Forse vi sembra di risentire la voce di vostro figlio: vi dice che siete la mamma o il papà migliore del mondo, oppure quell'elogio ricevuto sul lavoro del quale andate particolarmente fieri. Alcuni ripensano alle proprie urla di gioia e a quelle dei compagni di squadra dopo il gol della vittoria. Iniziate subito e riprendete la lettura del libro solo quando avrete messo nero su bianco le quattro frasi.

Fatto? Scrivete CANALE UDITIVO in testa al foglio e mettetelo da parte.

Passate al secondo foglio, annotate due situazioni nelle quali avete provato un'ansia o un senso di panico particolarmente violenti, e delle quali conservate ancora una nitida immagine visiva. Quando è successo? Dove? Eravate soli o con voi c'era qualcuno? Che cosa avete visto (fosse reale o meno)?

Molti si vedono cadere a terra svenuti, imboccare l'autostrada contromano o schiantarsi a tutta velocità contro il guardrail.

Sono quasi sempre eventi immaginari, eppure basta visualizzarli per far scattare un'ansia tutt'altro che fasulla.

A questo punto prendete nota di una situazione negativa alla quale avete saputo reagire senza panico. Una violenta lite con il partner, una disgrazia, una sconfitta cocente ecc. Non importa se sono trascorsi tanti anni.

Ora dovete trovare delle controimmagini positive. Soltanto allora sarete pronti per affrontare il test. Cercate tra i vostri ricordi due scene che riuscite ancora a rappresentarvi in maniera intensa. Molti pensano alla nascita del primo figlio, al superamento di un esame, a una vacanza indimenticabile o a un sogno realizzato. Attenzione alla scelta: niente parti travagliati, niente estatiche scene d'amore con una persona che più tardi vi ha scaricato o per la quale non provate più nulla, niente vacanze da sogno che a un certo punto sono state compromesse dall'ansia.

Può darsi che troviate difficile questa parte dell'esercizio. È il vostro cervello che ha perso l'abitudine a rievocare memorie al cento per cento positive. Dovrebbe andare assai meglio se praticate già da tempo la tecnica delle dieci frasi in maniera corretta. Vorrebbe dire che il vostro cervello è tornato a sviluppare le giuste connessioni neurali. Mettetevi al lavoro e riprendete la lettura del libro solo quando avrete scritto tutte le scene che vi ho chiesto di ricordare.

Fatto? Scrivete CANALE VISIVO in testa al foglio e mettetelo da parte come il precedente.

Ora mancano soltanto gli inneschi cinestesici. Prendete un terzo foglio e registrate le sensazioni spiacevoli che avvertite ogni volta che l'ansia torna a salire. Tra l'una e l'altra, lasciate due righe vuote: ci serviranno in un secondo momento.

Dimenticate la tachicardia. Nonostante per voi sia forse il sintomo più evidente, è "solo" un effetto collaterale del picco di adrenalina che accompagna l'ansia e scomparirà non appena avrete imparato le tecniche di interruzione. Un battito cardiaco accelerato, inoltre, non è quasi mai dannoso per la salute, anche se in alcune circostanze vi sembra preoccupante. Il vostro cuore si comporta allo stesso modo quando praticate uno sport, fate l'amore o guardate un film avvincente. Eppure, l'attività fisica è addirittura proverbiale per i suoi effetti benefici sulla salute. In fin dei conti, il cuore è un muscolo: più lavora, più si irrobustisce. Poco importa che ad accelerare il battito sia un picco di adrenalina o uno sprint sul finale dei mille metri: entrambe le situazioni allenano il muscolo cardiaco e lo rendono più tonico.

Prendete nota di tutti gli altri sintomi organici che accompagnano i vostri episodi ansiosi. Vertigini, formicolio alle braccia o alle gambe, senso di oppressione al petto, nodo alla gola. Descrivete nel dettaglio ciascuna sensazione, facendo attenzione alla direzionalità e alla temperatura del sintomo. Poniamo che avvertiate un pizzicore alle braccia. Le "formiche" salgono o scendono? Provate un senso di calore o di gelo? Se associate un colore a quella sensazione, per esempio il rosso, scrivete anche quello. Più numerosi saranno i dettagli, più facile sarà fermare la sensazione nel giro di qualche secondo. La pressione che avvertite all'addome è verso l'interno o verso l'esterno? È una sensazione acuta e circoscritta, come un taglio, oppure è sorda e diffusa come un pugno allo stomaco? Il senso di vertigine è un movimento circolare o una sorta di oscillazione? Esiste sempre una direzionalità: il vortice è in senso orario o antiorario? Su quale asse si muove l'oscillazione: avanti e indietro o da destra verso sinistra?

Può darsi che dobbiate attendere il ritorno dei sintomi prima di riuscire a descriverli con la necessaria precisione. Non appena si ripresentano, osservateli con tutta la consapevolezza di cui siete capaci. Se non riuscite a farlo a memoria, prendete nota. Scrivete CANALE CINESTESICO in cima al foglio, tenetelo a portata di mano e cercate di vivere il prossimo attacco di panico come un'occasione per mettere a nudo gli ultimi punti deboli della vostra struttura ansiosa e dotarvi degli strumenti necessari per contrattaccare colpo su colpo.

Mettere a nudo i punti deboli della vostra ansia

Fate in modo di non essere disturbati per qualche minuto. Mettetevi comodi e recuperate il foglio dedicato al canale uditivo. Il test che propongo risulta fortemente disturbante a molti miei pazienti, quantomeno all'inizio, e spesso occorre loro un po' di pratica per raggiungere il giusto grado di concentrazione e riuscire ad aprirsi all'ascolto mirato dei propri vissuti. Presto o tardi, però, ce la fanno tutti: è sufficiente concedersi il tempo per individuare, come già accennato, i punti deboli dell'ansia. Siate pazienti con voi stessi.

Ora leggete le prime due frasi annotate. Fatelo a mente, senza pronunciarle ad alta voce. Vi sembrerà una domanda strana, ma concentratevi e cercate di rispondere: avete l'impressione di sentire le parole in modo più distinto da una parte piuttosto che dall'altra, cioè in prossimità dell'orecchio destro o di quello sinistro? Se non riuscite a capirlo, rileggete le frasi nella mente, più e più volte, finché non vi sembrerà di avere stabilito, con un certo grado di evidenza, qual è il lato dominante. Alcuni pazienti, dopo avere chiuso gli occhi, trovano più facile associare le frasi negative a un orecchio piuttosto che all'altro. Se avete l'impressione di sentire la frase al centro della testa, provate a muovere il suono nelle due direzioni: verso quale orecchio vi risulta più facile spostare il dialogo interiore? Quale lato oppone resistenza? Le frasi negative risuonano con maggiore chiarezza nella parte destra o in quella sinistra? Prendete un appunto di questi dettagli.

Ripetete il test con le frasi positive. Ci credereste? Il novantuno per cento dei miei pazienti scopre subito due cose: che i pensieri risuonano davvero in modo più o meno distinto da una parte o dall'altra del cranio e che il lato dominante cambia a seconda del carattere positivo o negativo di ciascun pensiero.

Nessun problema se non riuscite ancora a dare una risposta (succede, anche se è raro): significa che nel vostro caso l'ansia preferisce altri canali, dei quali ci occuperemo presto con test e tecniche ad hoc. Continuate però a seguirmi in questo esperimento, provando e riprovando fino alla fine: forse farete comunque una scoperta capace di sorprendervi.

Le persone particolarmente sensibili riescono a individuare con relativa facilità (sul piano delle percezioni soggettive) a quale emisfero cerebrale collegano i pensieri "buoni" e quelli "cattivi". Le osservazioni che ho potuto condurre nel mio studio mostrano che il cinquantuno per cento dei pazienti tende a sentire i pensieri cattivi a sinistra e quelli buoni a destra. Nel quarantadue per cento dei casi, le parti risultavano invertite.

Ecco emergere un altro schema ricorrente: il fatto che stati emotivi che hanno connotazioni opposte vengano percepiti di preferenza nell'uno o nell'altro emisfero del cervello.

Ora recuperate il foglio che riguarda il canale visivo e ripetete il test, dapprima visualizzando le immagini negative, poi procedendo senza interruzione con quelle positive. Chi, nel corso del precedente esercizio, ha riscontrato senza grande sforzo una separazione degli emisferi cerebrali constaterà un fenomeno simile anche nel caso delle immagini. Tendiamo a spazializzare le sensazioni e a percepire quelle positive e quelle negative (o comunque neutre) a destra oppure a sinistra.

Nel caso della vista non dovrebbe risultare troppo complicato distinguere la parte "buona" da quella "cattiva", perché è probabile che il vostro orientamento nel mondo dipenda più dalla vista che dall'udito. Riprovate: spesso, finito l'esercizio, risulta più facile anche spazializzare le percezioni uditive.

Il sette per cento circa dei miei pazienti non ha riscontrato un lato dominante in nessuno dei due casi: né a livello di immagini mentali né di dialoghi interiori. Tutte le percezioni si situano al centro. Capita soprattutto nei pazienti che hanno già sviluppato sintomi depressivi, soffrono di disturbi del sonno e la mattina faticano a "carburare". Il loro umore è assai peggiore la mattina che la sera. Se vi sembra di riconoscervi in questa descrizione, non lasciatevi scoraggiare: esiste una tecnica anche per voi, e tra poco ve la dimostrerò.

La maggior parte dei pazienti che riescono a distinguere in modo netto tra un lato buono e uno cattivo tende a percepire dallo stesso lato sia le immagini mentali sia i dialoghi interiori connotati in senso negativo. Soltanto in due pazienti su cento la spazializzazione della vista si differenzia da quella dell'udito, cioè le immagini negative vengono percepite a sinistra e le frasi negative a destra (o viceversa). Poco importa: la tecnica che vi propongo rimane comunque efficace. Verificate in quale punto dello spazio percepite ciascun tipo di sensazione, poi adattate di conseguenza gli esercizi descritti nelle prossime pagine.

Abbiamo già scoperto in che direzione agiscano i vostri pensieri fuori controllo, ora disponiamo di un secondo schema ricorrente, che mostra in che modo il cervello genera pensieri positivi o negativi: la nostra testa ha un lato buono e uno cattivo. Nel prossimo capitolo imparerete a utilizzare questo schema e a servirvi di altre tecniche di interruzione per sbarazzarvi dell'ansia e del panico.

Attenzione: nei primi due o tre giorni, mentre il novantasei per cento dei soggetti ricava un beneficio rapido e concreto dagli esercizi che sto per illustrare, circa quattro pazienti su cento reagiscono in maniera controintuitiva, ossia provano un senso di inquietudine che, per fortuna, diminuisce nel giro di poco tempo. Al termine di questa fase, l'efficacia si rivelerà ancora maggiore.

Tecniche di interruzione per l'ansia innescata da immagini mentali

Una precisazione: in queste pagine parlerò più volte di immagini o scene che dovrete visualizzare attraverso il vostro occhio interiore. Possono essere ricordi, cioè esperienze vissute, oppure mere fantasie. Sono ammesse anche le immagini ibride. È come se il paziente vedesse un film. In genere, la velocità di scorrimento delle scene ansiogene risulta più rapida del ritmo delle scene emotivamente neutre o positive. In molti casi, è necessario un po' di esercizio e parecchia concentrazione per imparare a percepire in modo consapevole fenomeni che il cervello è abituato a far scattare in automatico. Se all'inizio fate un po' di fatica, siate pazienti. L'esperienza clinica ha mostrato che, presto o tardi, pressoché chiunque riesce a percepire in modo consapevole questi fenomeni e poi a modificarli attivamente.

La tecnica dello spostamento visivo

Pensate a una scena dalle connotazioni negative che riuscite a visualizzare senza alcuna fatica. Poco importa che l'abbiate realmente vissuta o che finora si sia verificata soltanto nella vostra fantasia. In certi casi, può essere utile chiudere gli occhi. Cercate di stabilire la posizione dell'immagine nello spazio, cioè se la scena vi appare a destra o a sinistra, e tentate di spostarla nella direzione opposta, verso il lato "positivo". Provateci subito e prestate attenzione a quello che succede. Niente paura! Non è possibile sbagliare. Si tratta solo di capire come funziona il vostro cervello e quando, dove e come si producono determinati fenomeni.

Proseguite la lettura solo dopo avere terminato l'esercizio, per evitare che le vostre percezioni soggettive possano essere influenzate dalle prossime righe. Evocate una scena dalle evidenti connotazioni negative e, non appena la sentite materializzarsi nella parte "cattiva" della testa, sforzatevi di spostarla verso quella buona.

Fatto? Che cosa vi sembra di avere osservato? Nella maggior parte dei casi, l'immagine sarà rimasta sospesa a metà strada, come rifiutandosi di essere trasferita dall'altra parte. È normale: il vostro cervello non ha mai imparato a visualizzare immagini negative in quella zona.

Alcuni pazienti, dotati di particolare talento visivo, riescono a spostare l'immagine già in queste fasi dell'esperimento. Se siete tra questi, avrete notato che l'immagine si è dovuta modificare prima dello spostamento, per rendersi percepibile anche all'altra metà del cervello. Poniamo che sul lato sinistro vi siate visti prigionieri di un'auto e pieni di angoscia: a destra vi vedrete viaggiare sereni, come probabilmente succedeva prima che iniziaste a soffrire di ansia.

Il trucco sta nel non insistere sulla versione negativa dell'immagine: bisogna lasciarla libera di modificarsi da sola. Non è indispensabile sapere in anticipo quale forma prenderanno le scene. Il bello è che potete rimanere a guardare: sarà il vostro cervello a fare il resto. Rimarrete esterrefatti dalla disinvoltura con la quale riesce a generare immagini neutre o positive, a partire da elementi connotati in senso negativo.

Di primo acchito, alcuni pazienti che lottano già da decenni contro un disturbo ansioso stentano ad applicare la tecnica dello spostamento visivo, ma anche questo ostacolo si può superare grazie a un esercizio preparatorio supplementare. Immaginate un televisore, spento, posato su un carrello con le ruote. Esercitatevi a muovere il carrello da destra a sinistra e viceversa.

Continuate a spostare il televisore finché non avete la sensazione di riuscire a farlo senza sforzo. A quel punto, riportate il carrello sul lato negativo e accendete il televisore con la fantasia. Visualizzate sullo schermo un ricordo negativo, se possibile una delle scene annotate sul foglio CANALE VISIVO, e ora spostate il carrello dall'altra parte. Quando l'apparecchio interseca la linea mediana, l'immagine si farà più confusa. Ora fate attenzione a che cosa succede. Lo schermo resta nero? Oppure la scena riappare in una versione più neutra, se non addirittura positiva? Anche se lo schermo fosse rimasto nero, avete appena compiuto un decisivo passo in avanti, perché ora sapete come impedire al vostro cervello di evocare immagini negative.

Avete imparato una prima, efficace tecnica di interruzione.

Più farete esercizio, più il vostro cervello saprà applicare in automatico questo metodo alle immagini angosciose. E se la vostra immagine negativa "si limita" a scomparire quando la trasferite dall'altra parte, ben presto scoprirete che, passata la linea mediana, il vostro cervello inizierà a evocare sempre più spesso e con sempre maggiore chiarezza scene piacevoli.

Sulla sinistra, per esempio, molti si vedono impotenti, in preda a un attacco di panico, magari intenti a fuggire dal supermercato senza aver concluso gli acquisti. Non appena trasferiscono la scena a destra, si vedono lasciare soddisfatti il supermercato con un carrello carico di spesa. Oppure, vi vedete alla ricerca disperata di un bagno perché l'intestino vi sta giocando un brutto scherzo. Quando spostate l'immagine state invece passeggiando in un'area pedonale guardando le vetrine e siete di ottimo umore.

Come funziona una tecnica così semplice eppure così efficace? Come si spiega sul piano neurofisiologico? Il trasferimento delle immagini è un cosiddetto meccanismo di interruzione, uno spezza-circuito che agisce in modo diretto sui livelli di adrenalina e di istamina. Anni di "pratica" hanno allenato il vostro cervello a ordinare il rilascio di queste due sostanze tutte le volte che interviene un certo tipo di sollecitazione. Può essere una scena angosciosa, un dialogo interiore dalle connotazioni negative o una sensazione propriocettiva fastidiosa. Il modello automatizzato funziona in modo tale che l'interruttore scatta di preferenza in uno dei due emisferi della testa. Per questo concentrarsi sull'altra metà basta a interrompere il circuito, anche se, magari, agisce così da anni. Il cervello sospende la secrezione di adrenalina e di istamina, facendo cessare anche tutti i sintomi corporei negativi legati all'azione di queste due sostanze.

Un'alternativa: la tecnica dello zoom

Chi riesce a visualizzare delle immagini ma fatica a spostarle nei due sensi può sperimentare una seconda tecnica (la potete utilizzare anche quando l'altra dà buoni risultati). Alludo alla cosiddetta tecnica dello zoom, che di norma risulta assai più efficace quando un disturbo ansioso ha già dato luogo a un quadro depressivo.

Per chiarire di che cosa sto parlando, faccio un esempio tratto dalla mia esperienza di terapeuta.

Un giovane è venuto da me perché non riusciva più a guidare in autostrada. Lavorando insieme, abbiamo scoperto che a innescare il meccanismo ansioso erano soprattutto delle immagini.

Nella testa del paziente, ogni volta che si trattava di decidere se rincasare per la via più breve, l'autostrada, oppure imboccare il tragitto più lungo, considerato più sicuro, balenava una scena: immaginava di essere assalito da un attacco di panico mentre era alla guida in autostrada, e di dover sostare sulla corsia di emergenza con le quattro frecce in attesa di sentirsi meglio. Insomma, "pianificava", tramite un'immagine angosciosa, la situazione spiacevole nella quale si sarebbe ritrovato se avesse scelto l'autostrada. Ogni volta ripiegava dunque sulla via più lunga, transitando per i centri abitati, fino a sviluppare un'autentica avversione per l'autostrada come tale, anche se in vita sua aveva sperimentato un solo attacco di panico.

Dopo due anni, il tratto che percorreva di solito è stato chiuso per un grosso cantiere e la deviazione più breve avrebbe comportato un'altra ora di viaggio. L'idea di sprecare così tanto tempo a causa di un'ansia mal gestita gli sembrava inaccettabile.

Per prima cosa, abbiamo messo a punto insieme una controimmagine positiva, improntata alla serenità e alla buona riuscita degli spostamenti. In quell'immagine-obiettivo il paziente si sentiva fiero di guidare in autostrada, e nel giro di cinque minuti rincasava senza incidenti, pronto a godersi il resto della giornata.

Poi gli ho chiesto di visualizzare la sua immagine angosciosa, invitandolo a rimpicciolirla via via, non appena fosse comparsa di fronte al suo occhio interiore. Una volta ridotta a un minuscolo puntino, doveva zoomare in senso contrario, fino a far apparire, al posto della precedente, la controimmagine positiva che avevamo concordato.

Doveva sforzarsi di mantenerla ben presente: grande, colorata e allettante, un'istantanea della vita felice che avrebbe ricominciato a vivere una volta sconfitta la paura di guidare in autostrada.

Abbiamo ripetuto l'esercizio sette volte: il paziente rimpiccioliva l'immagine angosciosa e ingrandiva l'immagine-obiettivo, visualizzandola a colori, fino a riempire il campo visivo del suo occhio interiore. Concluso l'esercizio, l'ho invitato a contemplare l'immagine-obiettivo.

Quando gli ho domandato come si sentisse, se avesse notato qualcosa, mi ha risposto, meravigliato: «A partire dalla quarta ripetizione, l'immagine negativa non era più così distinta, ho fatto fatica a richiamarla. Ho visto una scena sempre più vaga ridursi a un puntino; poi è ricomparsa quasi in automatico l'immagine-obiettivo».

Prima di congedarlo, gli ho consigliato di utilizzare la tecnica dello zoom ogni volta che l'immagine angosciosa si fosse riaffacciata alla sua mente. Nel frattempo, avrebbe dovuto lavorare ogni giorno con il metodo delle dieci frasi, applicando la tecnica dei cinque canali alla seguente proposizione: "Mi piace guidare in autostrada".

Dopo tre settimane, obbedendo a un impulso spontaneo, è rincasato prendendo l'autostrada. Non riusciva a credere che fosse stato così facile. Da allora ha ripetuto l'esperienza ogni giorno, finché anche l'inquietudine residua che, di quando in quando, tornava a infastidirlo non è svanita del tutto, e la guida in autostrada non gli ha più procurato alcuna difficoltà.

La tecnica del ralenti

In quest'ultima tecnica visiva non è più questione di lati "positivi" e "negativi". Sperimentatela a vostro piacimento, anche se le due precedenti hanno già funzionato bene. Più strumenti avete a disposizione nella lotta contro l'ansia, più tenderete a sentirvi sicuri, e capirete di avere la forza per smantellare un po' per volta i comportamenti acquisiti e consolidati con l'abitudine.

La tecnica del ralenti si basa sul fatto che le immagini angosciose tendono quasi sempre ad assalirci all'improvviso. In precedenza ho citato l'esempio del cinema (*vedi* p. 78). Quando vedete un thriller, l'impatto psicologico del film è legato alla rapidità delle sequenze. Se le stesse immagini scorressero al rallentatore, in slow motion, ci trovereste ben poco di spaventoso. È questo il punto debole dell'ansia scatenata da elementi visivi. Per mostrarvi quanto può essere utile la tecnica del ralenti, farò un altro esempio tratto dalla mia esperienza quotidiana.

Nel gennaio del 2015 sono stato consultato da una donna di ventisette anni che soffriva di violenti attacchi di panico ed era tormentata da pensieri ricorrenti. Quattro anni di terapie convenzionali non avevano dato risultati apprezzabili, e l'unico effetto degli antidepressivi che assumeva da tre anni era stato un aumento ponderale di trenta chili. Il problema era iniziato quando la donna aveva ventitré anni, un giorno che si accingeva a prendere la metropolitana per fare visita a un amico. All'improvviso, come un lampo, era affiorata nella sua mente un'immagine spaventosa: si gettava sui binari e veniva travolta dal treno. Era rimasta profondamente turbata, e da allora aveva temuto che quella visione si ripresentasse. Più cresceva la paura, più l'immagine tornava a tormentarla. Non era una persona a rischio di suicidio, eppure si è dovuta tenere lontana dalla metropolitana e dal tram. In seguito, la sola vista di un binario sarebbe bastata a scatenare il panico. Più lo schema di evitamento si andava consolidando, più dilagava la paura di trovarsi un giorno a compiere un gesto inconsulto.

Le ho chiesto maggiori chiarimenti sul meccanismo che faceva scattare l'ansia. L'innesco era sempre identico: il fulmineo balenare di un'immagine di fronte al suo occhio interiore. Lei che si gettava sui binari. Quando le ho domandato se avesse mai visualizzato quell'immagine in slow motion, rallentandola il più possibile, ha sgranato gli occhi: «No, si capisce! Sarebbe una cosa agghiacciante!». Come poteva saperlo, dal momento che, per sua stessa ammissione, non lo aveva mai fatto? Poi ho aggiunto: «Immagini il momento del salto, ma dilatandolo all'estremo, come se quell'istante dovesse durare dieci minuti, dal primo guizzo dei muscoli all'attimo in cui avverte il contatto del metallo. Dopo cinque minuti si trova a mezz'aria, come fluttuando, e mentre cade verso i binari, millimetro dopo millimetro, ha tutto il tempo di osservare il treno che si avvicina. Vede il volto del conducente passare dall'allarme all'orrore, impercettibilmente, come immobilizzato in una smorfia comica».

Sentivo che la paziente mi stava ascoltando, che seguiva le mie istruzioni. Alla fine, un po' seccata, ha ribattuto che la scena, come la descrivevo, era grottesca: non aveva nulla di spaventoso. Non aveva ancora capito che l'immagine che la tormentava, impedendole di prendere la metropolitana, smetteva di farle paura non appena se la rappresentava con la necessaria lentezza.

Soltanto allora si è resa conto di poter controllare la velocità con la quale le immagini si presentavano alla sua mente: poteva decidere, a propria discrezione, se lasciarle turbinare per una frazione di secondo o esaminarle con più tranquillità.

Quel pomeriggio, per la prima volta dopo tanti anni, ha imboccato le scale di una stazione. L'immagine angosciosa è tornata subito ad assalirla, ma si è fatta forza, e invece di evitarla, l'ha rivissuta al rallentatore. Così facendo è riuscita a trattenersi sulla banchina fino all'arrivo del treno. Quando le porte si sono aperte, è salita a bordo e ha percorso il tragitto di quattro fermate che la separava da casa. Da allora, fiera di sé stessa, si è allenata con regolarità e costanza. Per una settimana le immagini disgustose hanno continuato a tormentarla ogni giorno; la seconda settimana sono tornate tre volte; la terza una volta sola.

Dalla quarta settimana in poi il disturbo è scomparso: il cervello della paziente aveva capito che quei fulminei messaggi di allarme non erano più graditi.

Un'unica seduta e un'unica tecnica si sono rivelate più efficaci di lunghi anni di terapia e di trattamento farmacologico. Sospeso quest'ultimo, anche il problema del grasso in eccesso ha trovato una brillante soluzione, tanto che oggi la paziente è solo sei chili sopra il peso forma.

Moltissimi pazienti sono convinti che il modo migliore per reagire agli assalti dell'ansia consista nel cercare di distrarsi e, ancora oggi, purtroppo, non pochi terapeuti raccomandano la distrazione come un sistema utile. Peccato che le idee e le immagini ansiogene allontanate in questo modo tendano a ripresentarsi, fino a non dare pace al soggetto.

In precedenza ho paragonato l'effetto al lancio di un boomerang (*vedi* p. 75): presto o tardi rischia di finirvi dritto in testa.

Ancora una volta è il caso di citare il mio aforisma preferito, la frase di Einstein con la quale ho aperto il libro:

«Restare aggrappati ai vecchi sistemi, sperando che qualcosa cambi, è la peggiore forma di pazzia».

Non scacciate i pensieri e le immagini negative: manteneteli presenti e cercate di portarli sotto controllo. Finché rimangono in vostro potere non possono assalirvi a tradimento, anzi, siete voi che potete iniziare a invertire attivamente la tendenza. Non appena sarete riusciti a modificare quelle immagini e quei pensieri in modo tale da privarli del loro aspetto spaventoso, il vostro cervello sarà in grado di acquisire e automatizzare il nuovo approccio nel giro di poche settimane, accantonando il vecchio.

Tecniche di interruzione per l'ansia innescata dal dialogo interno

In precedenza avete imparato come fermare la "giostra dei pensieri" (*vedi* p. 107). Esistono però anche tecniche in grado di agire sul decorso del vostro dialogo interiore, fino a neutralizzare l'automatismo dell'ansia e del panico, e quindi a disinnescare le reazioni corporee che lo accompagnano.

La tecnica dello spostamento uditivo

Anche i vostri dialoghi interiori, cioè i vostri pensieri, si possono traslare nello spazio. Mettetevi comodi e provate! Prendete una delle frasi ansiogene che avete annotato sul foglio CANALE UDITIVO e cercate di stabilire da che lato sentite le parole con maggiore chiarezza. Sforzatevi quindi di trasferire il suono dall'orecchio negativo a quello positivo. Che cambiamenti vi sembra di osservare?

Avete notato che, traslando una frase ansiogena oltre la linea mediana, quella frase tace o, quantomeno, comincia a suonare falsa, distorta e poco credibile?

Vari pazienti mi riferiscono, addirittura, che le parole iniziano a cambiare non appena l'attenzione si focalizza sull'orecchio "buono".

La tecnica dello spostamento funziona a meraviglia anche per gli spezzoni di dialoghi reali che riaffiorano alla memoria. Una volta, una persona cara mi ha molto ferito, e quelle parole sono rimaste marchiate a fuoco nel mio ricordo. Quando mi è capitato di osservare che le risentivo sempre e solo a destra, ho tentato a più riprese di spostarle verso sinistra, sforzandomi di sentire la voce nell'altro orecchio. Subito, il ricordo ha preso un'intonazione meno ostile, e le parole che un tempo mi avevano fatto così male hanno assunto connotazioni diverse. Soltanto allora ho capito che quella "critica" era stata mossa per proteggermi da possibili conseguenze sgradevoli. Da allora, ho ripreso a frequentare più spesso quella persona, e i nostri rapporti si sono fatti nuovamente più distesi.

Come ho già osservato, non sempre il lato dal quale percepite le frasi negative coincide con il lato dal quale vi appaiono le immagini ansiogene. Il due per cento circa dei pazienti percepisce le une a sinistra e le altre a destra, o viceversa. Mettetevi alla prova e verificate voi stessi come funziona nel vostro caso, per stabilire in che direzione spostare i contenuti.

Negli anni, mia moglie e io abbiamo sperimentato il metodo con oltre tremila pazienti, ma ancora oggi la rapidità dei primi progressi ci lascia esterrefatti, e ogni volta stentiamo a credere che nel mondo della psicoterapia una tecnica così efficace sia così poco nota e diffusa. Sette persone su cento tra quelle che si rivolgono al nostro studio non riescono ad applicarla, o si rifiutano di provare, ma il novantatré per cento intuisce quasi subito il suo potenziale immenso, e inizia a servirsene per riconquistare una vita migliore, libera dallo spettro dell'ansia. Eppure, anche per gli altri sette esiste una tecnica efficace capace di sconfiggere l'ansia e, per giunta, si tratta di un sistema piuttosto divertente. Vediamo di che cosa si tratta.

La tecnica del pitching

Un altro efficace metodo di interruzione dei fenomeni d'ansia innescati da dialoghi interiori è la cosiddetta tecnica del *pitching*. Otto pazienti su dieci tra quelli che ho potuto seguire sono riusciti ad applicarla subito, ottenendo benefici concreti in termini di riduzione del loro disturbo.

Anche l'ansia innescata dai dialoghi interiori, come quella indotta dalle immagini angosciose, ha un punto debole legato alla velocità. *Pitching* è una parola inglese: significa "intonare uno strumento musicale" o "modulare l'altezza di un suono". Quando si riproduce una registrazione, per esempio, la voce risulta più acuta o più grave, a seconda di come scorre il nastro. Aumentando la velocità, la voce suona stridula e scomposta; riducendola, si fa più grave e strascicata.

In genere, quando pensate sentite risuonare una voce nella testa. Dal momento che quella voce è la vostra, tendete a fidarvi, prendendo per buone la maggior parte delle cose che vi raccontate. Giudichereste altrettanto credibile una vocetta che squittisce come quella di un topo? O una voce lenta e ottusa simile a quella di un mostro? Io scommetto di no!

Prestiamo fiducia soltanto alle cose che conosciamo bene. Quando ci troviamo di fronte a un fenomeno inatteso, tra il pensare e l'agire si inserisce un'istanza critica che valuta l'attendibilità dei contenuti: uno stadio che, purtroppo, non interviene quando la voce che sen-

Prestiamo fiducia soltanto alle cose che conosciamo bene.

tiamo nella testa è la nostra. Eppure, proprio di questo intervallo avrebbero bisogno i pazienti ansiosi, perché diventerebbe un gioco da ragazzi smascherare e neutralizzare i dialoghi ansiogeni. Ecco a che cosa serve la tecnica del *pitching*.

Quando vi sembra che i vostri pensieri abbiano imboccato una spirale ansiosa, immaginate un personaggio dei cartoni animati, un cosino piccolo e buffo che parla al posto vostro. La frase negativa rimane identica – "È inutile, non ce la faccio, non ci riuscirò mai!" –, ma il timbro risulta distorto: prestategli la voce starnazzante di Paperino quando esce dai gangheri, oppure la vocina sussiegosa di Minni.

È una tecnica tanto elementare quanto divertente, eppure funziona a meraviglia, perché il nostro cervello non è in grado di elaborare in simultanea due sentimenti opposti. Un dialogo interiore può farci paura quando la voce che sentiamo è la nostra, ma un patetico personaggio dei cartoni animati, per quanto ci provi, non riesce a sprofondarci nel panico. Alcuni pazienti, soprattutto i più anziani, si sentono a disagio al pensiero di "prendere l'ansia sottogamba", ma chi ha sperimentato la tecnica, toccandone con mano i benefici, non tarda a capire che proprio quello scrupolo, cioè l'idea che l'ansia vada "presa sul serio", è una delle ragioni per cui il loro disturbo ha messo radici profonde.

L'ansia è come un bambino capriccioso che strilla e si rotola per terra alla cassa del supermercato. Se date troppo peso a quelle manifestazioni di stizza, il bambino impara a considerarle efficaci: a quel punto, potete starne certi, ripeterà la stessa scenetta anche in futuro. Se lo

L'ansia è come un bambino capriccioso che strilla e si rotola per terra alla cassa del supermercato.

ignorate, le escandescenze finiranno come sono iniziate, e il bambino tornerà a domandare con le buone maniere quello che desidera.

Spetta a voi decidere quale tecnica impiegare per cercare di spezzare i meccanismi ricorrenti ai quali obbedisce la vostra ansia. Alcuni preferiscono le tecniche di spostamento, affascinati dalla disinvoltura con la quale il cervello impara da sé a riformulare le immagini connotate in senso negativo; altri trovano più comodo tenere fermo il pensiero originario per cercare di ridurlo all'assurdo grazie alla tecnica del *pitching*, fino a svuotare le parole della loro energia negativa, neutralizzandole.

Spetta a voi decidere quale tecnica impiegare per cercare di spezzare i meccanismi ricorrenti ai quali obbedisce la vostra ansia.

Con un po' di esercizio riuscirete a integrare queste tecniche nella vostra vita di tutti i giorni e scoprirete che non siete più soli e impotenti, alla mercé dei pensieri ansiosi.

Molti dei miei pazienti coinvolgono nella tecnica del *pitching* anche il canale visivo. Immaginano che a parlare sia un personaggio dei cartoni animati, piccolo e buffo, ma non lo situano più nella loro testa: lo vedono saltare fuori e gesticolare in modo scomposto mentre cammina avanti e indietro davanti a loro. Più la figura è grottesca, più la voce suona ridicola, più la tecnica dà buoni risultati. Decidete voi se visualizzare Topolino, un puffo o uno dei minions. Meno prendete sul serio quel personaggio, meglio sarà. L'importante è che pronunci, parola per parola, le frasi che avete l'abitudine di ripetervi quando l'ansia torna a bussare. Non avete bisogno di sermoni edificanti e buoni consigli, ma solo di rendervi conto che, fino a oggi, siete

> Non avete bisogno di sermoni edificanti e buoni consigli, ma solo di rendervi conto che, fino a oggi, siete stati voi stessi a manomettervi, sprofondandovi nell'ansia.

stati voi stessi a manomettervi, sprofondandovi nell'ansia.

Si può parlare, a questo proposito, di "dissociazione". Dissociarsi da un elemento vuol dire prendere le distanze, esaminarlo a freddo, sottoporlo a un esame critico. Così facendo, risulta più facile valutare se il contenuto delle frasi che stiamo rivolgendo a noi stessi corrisponde alla realtà, oppure se diventa realtà solo a partire dal momento in cui crediamo a quelle sciocchezze. Non molto tempo fa, un paziente al quale avevo insegnato la tecnica del *pitching* si è presentato nel mio studio per la seconda seduta. Entusiasta, ha tirato fuori una piccola sorpresa, di quelle che si trovano nelle uova di cioccolato. Era un puffo armato di falce, che aveva trasformato nel simbolo della paura costante di morire o ammalarsi che lo attanagliava. Da vari giorni il paziente portava con sé quella sorta di talismano per ricordarsi di trasformare i dialoghi interiori generatori di ansia nella ridicola giaculatoria di un puffo. Puntualmente, ogni volta che riusciva a proiettare le sue ideazioni ansiose sull'ometto blu con la vocina petulante, non poteva fare a meno di sorridere. I pensieri che fino alla settimana prima avevano indotto dei picchi di adrenalina lo facevano ridacchiare sotto i baffi.

Tecniche di interruzione per l'ansia innescata da sensazioni propriocettive

Nel gennaio del 2014 ho ricevuto una signora di settantadue anni che al telefono mi aveva spiegato di essere terrorizzata dall'idea di cadere. Quando l'ho vista comparire sul pianerottolo dello studio, ho subito notato che, salendo la scala, si appoggiava con le mani alle pareti. Quando l'ho fatta entrare nel mio ufficio si è aggrappata disperatamente allo schienale della poltrona più vicina. Mi ha spiegato che soffriva di atassia cinetica, una sorta di vertigine permanente che non di rado affligge le persone anziane quando camminano. Da dieci anni consultava un medico dopo l'altro, ma nessuno era riuscito ad aiutarla.

Senza farla accomodare, le ho chiesto di concentrarsi e descrivermi la sua vertigine. Mi ha risposto che ondeggiava da sinistra a destra, come lo scafo di una barca quando è parallelo alle onde. L'ho invitata a immaginare che il movimento non procedesse più da sinistra a destra, ma sull'asse perpendicolare, pregandola di visualizzare per qualche secondo il suo corpo che dondolava avanti e indietro. Nel giro di pochi secondi, in effetti, il suo busto ha iniziato a dondolare, in maniera impercettibile, nella direzione suggerita. A quel punto, le ho chiesto di allentare la presa sullo schienale della poltrona e di muovere qualche passo. Dopo le prime esitazioni ha provato a camminare, poi si è immobilizzata, incredula, ha fatto dietrofront, ha provato a camminare di nuovo e infine mi ha fissato con gli occhi sgranati. «Signor Bernhardt, com'è possibile? La vertigine è scomparsa!» Ha riprovato a muoversi nello spazio: nessuna difficoltà. Soltanto allora l'ho pregata di accomodarsi. Era sconvolta, così le ho spiegato che cosa era successo nel suo cervello durante quel breve esercizio di concentrazione.

La vertigine è sempre legata all'orecchio interno, l'organo dell'equilibrio. Poco importa che la sensazione sia di origine ansiosa oppure legata a un'atassia cinetica: in entrambi i casi è un prodotto delle sinapsi, per cui si può disattivare soltanto agendo sul cervello. Se a farvi credere di stare oscillando da sinistra a destra è la vostra testa, però, per spezzare l'illusione basterà indurre un impulso contrastante, immaginando di oscillare avanti e indietro. Le vostre cellule grigie sono incapaci di indurre due illusioni in simultanea, per cui i due impulsi si cancellano a vicenda.

L'annullamento di due forze opposte è un fenomeno antico come il mondo, e la fisica ne sa qualcosa. Un segnale sonoro si può cancellare generando un'onda uguale e contraria. Un corpo in movimento si può fermare applicando un'opportuna controforza. Anche i sintomi corporei, con un po' di esercizio, si possono neutralizzare: basta percepirli in modo consapevole e manipolarli a seconda delle circostanze.

Dopo quella prima seduta, l'anziana donna ha lavorato sodo sul contro-impulso che le avevo proposto, fino a risolvere il suo problema. Quando poi ha iniziato a sospendere un po' per volta i farmaci che le erano stati prescritti, anche il suo stato generale di salute è andato migliorando. Tre mesi più tardi l'ho incontrata per caso in una strada di Berlino, le braccia cariche di borse della spesa. Mi ha fatto un enorme sorriso, raggiante. Ora che poteva di nuovo andare e venire a piacimento, aveva fretta di recuperare gli anni perduti.

Generare contro-impulsi

Spesso i sintomi corporei sgradevoli si manifestano a vari livelli, per cui anche i contro-impulsi si possono far intervenire su più di un parametro. Abbiamo visto il caso della direzionalità spaziale, ma si potrebbero citare anche le sensazioni legate alla temperatura (caldo o freddo), al peso (grave o leggero), alla pressione (puntuale o diffusa), al grado di costrizione (stretto o ampio) e in certi casi anche a un colore (per esempio blu o rosso) o alla luminosità (chiaro o scuro). Potrà sembrarvi strano, ma più caratteristiche di questo genere riuscite ad assegnare a una certa sensazione sgradevole, maggiore sarà anche il numero dei contro-impulsi, e quindi tanto più agevole risulterà debellare i sintomi. Ricordate le righe vuote che vi ho chiesto di lasciare sul foglio CANALE CINESTESICO? Servono proprio a questo.

Ecco un elenco di contro-impulsi grazie ai quali, con un po' di esercizio, potrete esercitarvi a eliminare la maggior parte dei sintomi corporei legati all'ansia.

Vertigine

◊ Annullare un moto oscillatorio sinistra/destra immaginando di oscillare avanti e indietro.
◊ Annullare un moto oscillatorio avanti/indietro immaginando di oscillare da sinistra a destra.
◊ Annullare la sensazione di un avvitamento in senso antiorario immaginando di ruotare in senso orario.
◊ Annullare la sensazione di un avvitamento in senso orario immaginando di ruotare in senso antiorario.

Sentirsi sbilanciare da un lato

◊ Fermare la sensazione di pendere in avanti immaginando di pendere all'indietro.
◊ Fermare la sensazione di pendere all'indietro immaginando di pendere in avanti.
◊ Fermare la sensazione di pendere a sinistra immaginando di pendere verso destra.
◊ Fermare la sensazione di pendere a destra immaginando di pendere verso sinistra.

Sentirsi mancare la terra sotto i piedi

◊ Quando vi sembra che il pavimento ceda sotto le vostre suole, immaginate che sotto, come in certi palcoscenici, siano attive delle presse idrauliche che spingono verso l'alto ogni volta che la pianta del vostro piede è a contatto con il suolo.

Formicolio alle braccia e alle gambe

◊ Quando il formicolio procede verso l'alto, fermarlo immaginando un formicolio verso il basso (o viceversa).
◊ Se la sensazione è calda, immaginate che sia gelida.
◊ Se associate il formicolio al colore rosso, immaginate che invece sia blu.

Sensazione di calore ascendente

◊ Se vi sembra di sentire una vampata di calore che sale, immaginate di fare una doccia gelata, sentendo l'acqua che scorre sul vostro corpo e vi rinfresca.

Non c'è alcun bisogno di farsela davvero, una doccia. Quel calore ha un'origine psicosomatica. Forse, al momento non mi credete ancora, ma il vostro cervello, sotto forma di pensiero, è capacissimo di farsi la doccia da solo.

Senso di costrizione alla gola

◊ Che sensazione provate di preciso? Assomiglia all'oppressione di un collare caldo e pesante che vi stringe? Immaginate che la vostra gola sia foderata di un tubo in acciaio inossidabile, freddo al tocco, dalle pareti lisce, che si va impercettibilmente dilatando e oppone resistenza alla compressione del collare, fino a spaccarlo in più punti e spezzarlo. Concludete l'esercizio facendo alcuni respiri profondi mentre immaginate l'aria che scivola contro le pareti levigate e fredde del tubo.

Senso di oppressione al petto

◊ Spesso i pazienti lo descrivono come una sorta di cintura stretta intorno al torace. Immaginate che le vostre costole siano fatte di acciaio inossidabile e dotate di meccanismi che vi consentono di dilatare a piacimento la cassa toracica. Ora sapete che, premendo un pulsante, potete far saltare quella cintura in qualunque momento per consentire di nuovo ai polmoni di gonfiarsi liberamente.

Senso di pesantezza all'addome

◊ Da dove viene il senso di compressione? È un dolore acuto e puntuale che preme dall'esterno oppure vi sembra che l'addome si contragga in un grumo scuro e freddo? Nel primo caso invertite la direzionalità immaginando che quella punta dolorosa prema dall'interno, quasi volesse uscire. Come cambia la sensazione del dolore quando vi sembra di vedere con i vostri occhi la punta sporgere? Il grumo scuro e freddo si può sciogliere immaginando che il vostro stomaco inizi a brillare di luce propria, espandendosi via via nella vostra cavità addominale e irradiando un gradevole tepore.

Mi sono limitato a qualche esempio di sintomo fastidioso. Ora sta a voi cercare di precisare quali sensazioni accompagnano i vostri. Ciascuno dei dettagli concreti che riuscirete a isolare, e di conseguenza a modificare, vi aiuterà a riportare quelle sensazioni sotto controllo. Non abbiate paura di sperimentare e di scoprire quale contro-sensazione o contro-immagine assicura i risultati migliori.

State tranquilli: non potrà mai succedervi nulla di male. A danneggiarvi, piuttosto, è il modo in cui avete pensato finora. Qualunque tentativo di spezzare quei modelli inveterati e malsani può soltanto giovarvi, guidandovi verso una vita nella quale l'ansia comparirà soltanto in presenza di un pericolo reale, per mettervi in guardia quando ce n'è veramente bisogno.

State tranquilli: non potrà mai succedervi nulla di male.

A costo di ripetermi: abbiate pazienza. Quelle che ho descritto sono tecniche nuove, occorre fare pratica per servirsene nella maniera giusta. Più vi sforzerete di contrastare in modo consapevole le sensazioni legate all'ansia, più vi sembrerà di fare progressi, e quindi più durevole risulterà l'effetto benefico. Esercitatevi ogni volta che una sensazione spiacevole si fa sentire, e non spaventatevi quando il contro-impulso necessario ha connotazioni che percepite come negative. Anche un contro-impulso "scuro" o "pesante" può sortire effetti positivi, se la sensazione negativa che volete annullare ha caratteri di "luminosità" e "leggerezza".

Alcuni, a questo punto, mi domandano perché non ho portato esempi per la tachicardia, le difficoltà respiratorie e la deglutizione faticosa. Non sono forse sintomi frequenti nei pazienti ansiosi? Ho già accennato alle mie ragioni (*vedi* p. 112), tuttavia, sapendo per esperienza che non pochi lettori iniziano a sperimentare le tecniche ancora prima di avere letto tutto il libro, ripeterò in breve quella spiegazione.

Fin dal nostro primo istante di vita il battito cardiaco, la respirazione e il riflesso della deglutizione sono regolati in maniera automatica dall'organismo, senza alcuna necessità di un concorso cosciente da parte del soggetto. Se dovessimo pensare a tutte queste cose, infatti, la nostra specie si sarebbe estinta da un pezzo.

Di conseguenza, gli esercizi di concentrazione che si sforzano di agire proprio su queste tre funzioni corporee si rivelano perlopiù dannosi. Tentare di controllare un processo automatico significa ostacolarlo e, più ci si prova, più si rischia di creare disturbi. Immaginate un meccanismo a orologeria, un sistema perfetto nel quale ogni ingranaggio aziona, senza sforzo, altri ingranaggi vicini. Ciascun elemento è coinvolto e la lancetta dei secondi si muove con precisione assoluta. Credete di poter migliorare il funzionamento di quell'orologio accelerando o rallentando uno degli ingranaggi con la punta di un cacciavite? Ne dubito. A essere ottimisti, le lancette cominceranno a segnare l'ora sbagliata.

Il battito cardiaco, la respirazione e il riflesso della deglutizione sono meccanismi altrettanto sofisticati. Prima imparerete a fidarvi del vostro corpo, delegando a lui, e lui soltanto, il governo di quei processi, prima vi sbarazzerete dei sintomi che vi infastidiscono. Per vostra fortuna, il metodo delle dieci frasi e le tecniche di pronto intervento che ho descritto basteranno a farvi desistere da questa insana pretesa di controllo.

Non dimenticate che siete stati voi, a forza di pensare in modo "erroneo", a addestrare il

Non dimenticate che siete stati voi, a forza di pensare in modo "erroneo", a addestrare il cervello a generare ansia e sintomi corporei.

cervello a generare ansia e sintomi corporei. Da quanto tempo vivete così? Potreste impiegare anche due settimane buone per tornare a pensare ai vostri obiettivi invece che ai vostri problemi. In compenso, non appena ci sarete riusciti, smetterete di tenere sotto stretta sorveglianza operazioni corporee che si manifestano da sempre in modo automatico, senza il minimo errore. Come è giusto che sia.

Embodiment*: un piccolo esercizio dalla grande efficacia*

Quando una persona è depressa, furiosa, innamorata cotta o spossata glielo "si legge in faccia". E non solo in faccia: la postura e il linguaggio corporeo parlano dei nostri stati d'animo più intimi. L'umore influisce in modo immediato sul portamento. E se funzionasse anche all'inverso? Se fosse possibile agire sulla psiche modificando la postura e la mimica?

Nel 1988 Fritz Strack, uno psicologo tedesco, ha cercato di scoprirlo per mezzo di un avvincente esperimento. Ha invitato un gruppo di soggetti a leggere un fumetto e poi a esprimere per mezzo di una scala il loro indice di gradimento. Un secondo gruppo ha ricevuto le stesse istruzioni, ma con una variante: durante la lettura, ciascuno aveva l'ordine di tenere una matita in bocca, stringendola tra i denti. L'esame dei risultati ha dimostrato che, in media, i soggetti del secondo gruppo, rispetto a quello di controllo, avevano trovato di gran lunga più spassosa la lettura del fumetto. L'esperimento è stato replicato in varie forme per tutti gli anni Novanta, e ovunque, nel mondo, gli studiosi sono giunti alle stesse conclusioni. La psiche agisce sul corpo, ma anche una postura assunta in modo deliberato può influenzare in misura significativa lo stato d'animo.

Dove sta il trucco? Come funziona il giochetto della matita? Provate anche voi. Stringete una penna o una matita tra i denti. Guardatevi allo specchio: il vostro volto ha assunto, in modo del tutto spontaneo, un'espressione più gioiosa. L'effetto positivo è ancora più evidente quando la matita viene tenuta stretta con i molari (se possibile), piuttosto che con gli incisivi. I muscoli facciali attivati sono gli stessi che vi consentono di sorridere affabilmente.

La cosiddetta "memoria muscolare" trasmette al vostro cervello un messaggio ben chiaro: "Sto sorridendo, sono di ottimo umore!". Se le circostanze non sono così allegre, il cervello risponderà a tono: "Piantala di dire sciocchezze! Sei uno straccio!". Continuate però a tenere la matita in bocca e la memoria muscolare insisterà, contraddicendo il cervello, il quale, nel giro di due minuti, finirà per capitolare e inizierà a conformare il modo in cui elabora le informazioni alla serie di messaggi positivi ricevuti. La vita, non per nulla, gli ha insegnato che il corpo e lo spirito devono sempre corrispondersi.

In psicologia questo fenomeno prende il nome di *embodiment*, qualcosa come "incorporazione". La prossima volta che provate un sentimento ansioso, invece di agire in automatico e ingoiare una compressa, sperimentate per cinque minuti con la matita in bocca. Con un po' di pazienza, otterrete lo stesso risultato, ma evitando qualsiasi effetto collaterale.

Sfruttare le power poses

La psicologa sociale americana Amy Cuddy, che ho già citato (*vedi* p. 41), ci ha insegnato a incanalare il potenziale dell'*embodiment* per mezzo di quelle che lei chiama *power poses*, o "pose di forza". Si tratta di adottare in modo consapevole e deliberato le posizioni che il corpo assume in maniera spontanea quando le cose vanno alla grande. Più vi sentite giù di corda, più questo metodo risulterà efficace. Cuddy ha avuto inoltre l'idea di far prelevare dei campioni di sangue prima e dopo l'esperimento, per verificare se l'effetto positivo riscontrato nei soggetti a livello psicologico fosse dimostrato anche sotto il profilo organico. Ebbene, è sufficiente assumere certe specifiche posture per pochi minuti per ridurre tutti gli indicatori dello stress nel sangue.

La *power pose* della quale Amy Cuddy si è servita per i suoi studi è la cosiddetta posa da "capoufficio", e degli indubbi benefici che ne ricavano i soggetti affetti da disturbi d'ansia ho già parlato in precedenza.

Per quanto mi riguarda, affinché possa misurare l'effetto di questa tecnica, di solito invito i miei pazienti a valutare su una scala da 1 a 10 il loro grado di ansia o depressione prima dell'esperimento: 1 significa pressoché totale assenza di sentimenti negativi, 10 corrisponde a una fase di sconforto particolarmente grave.

Dopo aver fatto assumere loro la *power pose* del capoufficio, registro l'eventuale miglioramento dell'umore. A volte il senso di ansia e abbattimento scende da 10 a 7-8, ma l'effetto positivo, di norma, è ancora più accentuato.

Avete già preso nota dei due valori? Ora che il miglioramento è scritto nero su bianco, non avete più ragione per sentirvi impotenti di fronte agli assalti dell'ansia!

Capitolo 6

Finalmente liberi dall'ansia e dagli attacchi di panico!

Come abbiamo più volte ricordato in queste pagine, il nostro cervello immagazzina le percezioni sotto forma di connessioni sinaptiche. Per guarire e per rimanere sani è indispensabile "nutrirlo" in maniera corretta. Spesso le persone che ascoltano i podcast dei miei corsi gratuiti mi scrivono per farmi sapere che quelle tracce audio si sono rivelate più utili di mesi o addirittura anni di terapia.

Se avete letto il libro fin qui, senza saltare da un capitolo all'altro, il vostro cervello ha già iniziato a trasformarsi, perché già solo il fatto di trovarsi a ragionare sull'argomento ha creato un numero incalcolabile di nuove sinapsi che codificano un'informazione fondamentale: cambiare è possibile, una vita di serenità e gioia è alla vostra portata. Tanto meglio se avete già cominciato a sperimentare con gli esercizi: l'effetto positivo sarà ancora più marcato. Forse avete già osservato i primissimi miglioramenti e vi sentite pieni di speranza, sicuri che il vostro disturbo d'ansia sparirà presto. Se siete progrediti fino a questo

> Cambiare è possibile, una vita di serenità e gioia è alla vostra portata.

stadio, ho ancora qualche ultima raccomandazione affinché la buona riuscita, oltre che veloce, sia anche duratura.

Finalmente sto bene! Come posso fare per non peggiorare di nuovo?

Tutte le tecniche e gli esercizi che ho descritto in queste pagine prendono le mosse dalle più recenti scoperte scientifiche sul cervello. Sappiamo ormai che se certi stili di pensiero fanno ammalare, altri aiutano a guarire. Dato che le realtà alle quali prestate maggiore attenzione hanno anche un peso maggiore nella vostra vita, una delle chiavi di volta per ottenere una guarigione permanente è la cosiddetta "messa a fuoco controllata". Concentratevi sui traguardi già raggiunti e presto non saranno più i soli. Se pensate di continuo alle "giornate no", saranno quelle a moltiplicarsi.

Poniamo che siate già riusciti a trascorrere un'intera settimana senza ansia e panico, e che subito dopo abbiate avuto una piccola ricaduta. Che ci crediate o meno, a decidere dei sette giorni successivi sarà in primo luogo l'aspetto che sceglierete di mettere a fuoco. Se pensate: "Ecco, lo sapevo, erano tutte sciocchezze, sono ancora ben lontano dalla guarigione!", inizierete a fare più caso del necessario agli eventuali passi indietro; anzi, sarà proprio il vostro atteggiamento a provocarli.

Provate invece a pensare al fatto che per la prima volta, da mesi o addirittura da anni, siete stati capaci di vivere per sette giorni senza l'assillo dell'ansia. Il vostro subconscio capirà: "Fantastico, chi lo avrebbe mai detto! Ho avuto un piccolo incidente, perché la riprogrammazione del mio cervello è ancora in corso, ma bisogna tenere duro. Se ho resistito per una settimana, che cosa mi impedisce di farlo per due o tre? Se continuo così, presto o tardi, il problema non si porrà neppure".

Una vita felice e libera dall'ansia, lo ribadisco, è il frutto di un certo modo di pensare. Purtroppo, da questo punto di vista né la scuola né la società offrono buoni esempi. Ciascuno, per imparare a istruire il cervello a pensare in maniera positiva, deve arrangiarsi da solo. Può essere utile, dunque, verificare periodicamente con che genere di persone avete scelto di trascorrere il vostro tempo. Una delle frasi più celebri dello speaker motivazionale statunitense Jim Rohn recita:

> «La nostra vita è la media matematica delle cinque persone con le quali passiamo più tempo».

Niente paura! Non vi sto chiedendo di mettere alla porta il vostro partner o i figli, ma, di quando in quando, può valere la pena domandarsi chi sono queste cinque persone e se pure loro trovino così complicato cambiare, come pensavate anche voi fino a poco fa. Forse, nella cerchia dei vostri parenti o amici c'è già qualcuno che ha fatto dei progressi considerevoli. Se ci sono, ma non li vedete o non li sentite da un po', è il momento giusto per riprendere i contatti. Chiunque abbia deciso, come voi, di ridefinire la propria vita in meglio e perseguire i propri obiettivi senza trovare sempre da ridire rappresenta una frequentazione assai più fruttuosa rispetto a chi si lamenta da anni che la vita è difficile e ingiusta ma non ha mai fatto nulla per cambiare le cose. Ciascuno, al pari di un fabbro, forgia la propria fortuna e da oggi, anche voi disponete degli attrezzi giusti, per cui non c'è più alcun motivo per rimandare!

Continuate così, ne vale la pena!

Quando, circa nove anni fa, nel corso di un viaggio di specializzazione negli Stati Uniti, mi sono imbattuto in una prima versione del metodo delle dieci frasi, sono rimasto così impressionato dalla sua efficacia da voler fare, di quel sistema, una parte della mia vita quotidiana. Da allora tengo un diario personale dove annoto i traguardi raggiunti e i desideri non ancora realizzati. Tre o quattro volte a settimana, prima di coricarmi, lavoro su una delle dieci frasi nel modo che ho descritto nelle pagine precedenti (*vedi* p. 88). Quando uno dei desideri si è avverato, aggiungo uno smile sotto la frase e ne cerco subito una nuova, in modo tale da avere sempre dieci desideri sui quali lavorare mentalmente. In questi nove anni non è passato un solo mese senza che almeno uno degli obiettivi che vado annotando abbia ricevuto la sua faccina sorridente.

Se non avessi fatto pratica in maniera costante, non avrei realizzato neppure una trentina di quegli obiettivi: poco ma sicuro. Oggi, invece, sfoglio il diario e posso sentirmi fiero di me stesso, perché i successi sono già più di cento, e grazie a essi la mia vita si è fatta più ricca, più eccitante o, in generale, più soddisfacente. Se devo essere sincero, parecchi dei desideri più impegnativi sono rimasti sulla lista per lunghi anni, e ho dovuto lavorare sodo prima di poter apporre il sospirato smile.

Spesso, le persone che incontro di rado mi dicono: «Non è possibile! Ma quante cose nuove hai fatto dall'ultima volta?». Pochissimi, in compenso, mi domandano: «Come fai?». Le rare volte che succede, mi sforzo sempre di trovare un po' di tempo per rivelare loro il segreto del mio diario.

> Proseguite con il metodo delle dieci frasi due o tre volte a settimana, anche se state bene.

Il mio consiglio è questo: continuate così, tenete anche voi un registro personale dei traguardi raggiunti! Proseguite con il metodo delle dieci frasi almeno due o tre volte a settimana, anche se state bene. È il sistema più efficace che mia moglie e io conosciamo per plasmare attivamente la propria vita e farla assomigliare il più possibile a quella che ciascuno vorrebbe vivere.

Tutto dipende da voi.

Tutto dipende da voi. Potete anche mettere il libro da parte e attingere ai sistemi che avete imparato solo quando le cose prendono di nuovo una brutta piega, ma sappiate che state rinunciando (per pigrizia?) all'incalcolabile potenziale di crescita che si nasconde dietro queste tecniche.

Vecchi e nuovi consigli dettati dall'esperienza

Il fatto che molti agiscano e vivano in un certo modo non basta a dare loro ragione, anzi! Quando qualcuno mi consiglia che cosa fare o non fare, do retta soltanto alle persone che hanno già realizzato gli obiettivi che anch'io sto cercando di raggiungere. La prossima volta che ricevete un consiglio o un'indicazione su come agire, insomma, guardate chi avete davanti e pensateci su due volte. Quella persona sta vivendo la vita che anche a voi piacerebbe vivere? Se la risposta è no, lasciate perdere: è evidente che ne sa quanto voi. A un mio conoscente, per esempio, durante un veglione di capodanno è accaduto un episodio esemplare. Quella sera ha attaccato bottone con un consulente finanziario che, al termine di un'animata conversazione, gli ha proposto di rivedersi presto: sosteneva di avere alcune idee interessanti su come investire i suoi risparmi. Era un tipo simpatico, per cui

Il fatto che molti agiscano e vivano in un certo modo non basta a dare loro ragione, anzi!

il mio conoscente ha accettato. Si sono dati appuntamento in un caffè per la settimana successiva.

Mentre attendevano il loro cappuccino, il mio conoscente ha detto: «Prima di cominciare, ho due domande da porti. La prima è questa: "Da quanto tempo fai questo mestiere e quanta esperienza hai nel campo?"». Il consulente ha risposto, con fierezza, che si occupava di investimenti da quasi vent'anni e ha citato due rinomate società per le quali aveva lavorato, vantandosi di essere l'unico, in zona, a conoscere così bene quel mercato.

«Strepitoso!» si è entusiasmato l'altro. «E ora dimmi, quanti milioni hai già fatto?» Il suo interlocutore l'ha fissato incredulo, si è schiarito la gola e ha risposto: «No, no, capiamoci bene, qui non si parla del mio patrimonio. Ci stiamo vedendo per ragionare del tuo». Al che, il mio conoscente ha concluso: «No, no, capiamoci bene. Se sei bravo come dici e fai questo lavoro da vent'anni, devi averne guadagnati, di soldi! Altrimenti vuol dire che non sai di che cosa stai parlando, e quindi non sei la persona giusta per me». Inutile aggiungere che quell'appuntamento non si è protratto a lungo.

Quando qualcuno vi dà un consiglio, che si tratti di denaro, vacanze o salute, date retta soltanto alle persone che sanno quello che dicono e possono dimostrarlo con i fatti.

Se questo metodo è così efficace perché non lo usano tutti?

È la domanda che mi sento rivolgere più spesso. «È incredibile! I primi risultati arrivano subito. Ma se queste tecniche sono così efficaci perché gli altri terapeuti non le usano?»

È un'ottima domanda, perché sono sicuro che tutti i medici e gli psicoterapeuti, almeno qui in Germania, fanno del loro meglio per aiutare il paziente. Nessuno sbaglia di proposito.

Ciascuno di loro, in base alle conoscenze di cui dispone, si sforza di garantire i progressi più rapidi. Purtroppo, quelle conoscenze non sono sempre aggiornate: di norma, hanno dodici-quindici anni di troppo. Sia chiaro, non rimprovero nulla ai miei colleghi, perché quel ritardo ha un motivo semplice e facilmente comprensibile.

Quando viene fatta una nuova scoperta scientifica occorre innanzitutto pubblicare gli esiti su una rivista specializzata, per informare i colleghi e consentire agli altri esperti di verificarla con opportuni contro-esperimenti. Le due riviste principali in materia sono «Nature» e «Science», e soltanto le scoperte pubblicate su testate di quel calibro hanno una minima speranza di essere prese sul serio e discusse in tutto il mondo. Ne consegue che c'è una competizione molto accesa per contendersi quello spazio. A volte, per adeguarsi agli standard richiesti, le fasi di critica e riscrittura che precedono l'accettazione di un articolo richiedono fino a due anni di lavoro.

Quando l'articolo esce, altri scienziati iniziano a occuparsi della nuova scoperta, la studiano e la verificano, soprattutto se a essere smentito è quanto finora ritenuto valido.

Nel giro di tre-cinque anni, se le novità reggono alla prova, si viene a creare un consenso scientifico: ciò significa, nei casi migliori, che si è riusciti a mettersi d'accordo e che le scoperte sono state "riconosciute". Soltanto ora le nuove conoscenze sono messe a disposizione degli editori specializzati, quelli che pubblicano i testi e i manuali sui quali studieranno le nuove generazioni di medici e terapeuti. Ma, anche qui, possono passare degli anni, soprattutto se a essere messa in discussione è la dottrina vigente: un testo universitario va progettato in un certo modo, riletto e verificato, portato al livello della più recente letteratura specialistica.

Quando, finalmente, esce, le nuove conoscenze non sono più così tanto "nuove": hanno dai cinque agli otto anni. Né gli studenti né le università, però, possono permettersi di acquistare ogni dodici mesi le ultime uscite in tutti i campi dello scibile. Insomma, a seconda dei mezzi a disposizione degli atenei, possono trascorrere altri anni prima che uno studente di medicina o psicologia sia in grado di sfogliare un manuale davvero aggiornato. Quando lo studente ha conseguito la laurea e inizia a occuparsi dei primi pazienti, molte delle cose che ha imparato sono già vecchie.

Come vedete, nessuno professa per propria scelta delle dottrine invecchiate. Si tratta di cicli normali, legati alle dinamiche della scoperta scientifica e della formazione universitaria. Semplicemente, non tutti si rendono conto delle conseguenze.

Prima di iniziare a esercitare la mia professione di terapeuta ho lavorato per quasi vent'anni come giornalista televisivo nel campo della medicina e delle scienze. Una posizione vantaggiosa che mi ha permesso di conoscere in anticipo i nuovi approcci terapeutici. Dal momento che tra i miei cari c'erano persone che soffrivano da anni, a vario titolo, di disturbi ansiosi, avevo già le idee piuttosto chiare sulle varie opzioni disponibili e sulle alternative che, invece, sarebbero entrate in uso chissà quando. Ecco perché in Europa sono stato uno dei primi ad applicare e perfezionare queste nuove tecniche nel mio lavoro quotidiano a contatto con i pazienti. Insomma, siate indulgenti se lo psicoterapeuta o lo psichiatra che vi ha seguito finora non sa "ancora" nulla delle più moderne metodologie.

Scegliete la giusta strategia motivazionale!

Uno degli insegnanti ai quali devo di più è anche autore del seguente aforisma:

«Soltanto due cose riescono a cambiare le persone: i grandi dolori e i grandi obiettivi».

Se ci riflettete bene, converrete anche voi che, ogni volta che siete cambiati, avete attinto le forze necessarie a una di queste due fonti. Avete accettato di trasformarvi attivamente solo quando vi siete sentiti pronti a tutto pur di ottenere un certo risultato o quando non siete più stati disposti a sopportare una situazione che vi faceva male.

Avete accettato di trasformarvi attivamente solo quando vi siete sentiti pronti a tutto.

Nella maggior parte dei casi, purtroppo, i pazienti ansiosi sono degli autentici maestri nell'arte di sopportare situazioni penalizzanti, finché la sofferenza non si fa intollerabile. Nel corso degli anni, la capacità che hanno perduto è proprio quella di porsi nuovi obiettivi e ricavarne le energie necessarie per conseguirli un passo alla volta.

Ricominciate a sognare, immaginate come vi sentireste se il vostro lavoro corrispondesse alla vostra vera vocazione. Se per vivere faceste qualcosa che vi appaga, che non sapesse più di lavoro. Forse, al momento, stentate a immaginarlo, ma esiste un mestiere del genere anche per voi: perché non dovreste guadagnarvi da vivere in un modo che vi piace? Come lo so? Ho già accompagnato vari pazienti in un percorso di riconversione professionale, e continuo a farlo regolarmente nei miei workshop.

Ricominciate a sognare, immaginate come vi sentireste se il vostro lavoro corrispondesse alla vostra vera vocazione.

Per troppo tempo il vostro cervello è stato allenato a vedere soprattutto problemi.

Non preoccupatevi se non sapreste ancora dire, su due piedi, che cosa vi piacerebbe fare! Per troppo tempo il vostro cervello è stato allenato a vedere soprattutto problemi. Occorre acquisire di nuovo una forma mentis orientata alle soluzioni. In realtà, tantissime persone continuano a credere che l'essenziale sia porsi obiettivi "realistici". Evitano i progetti più ambiziosi per paura di rimanere delusi. Non sanno che soltanto gli obiettivi più audaci liberano nell'individuo le migliori energie che consentono di agire.

È un problema diffuso, mi rendo conto, sta di fatto che a esserne afflitti sono soprattutto i pazienti ansiosi. Immaginate cento individui tutti con lo stesso, magnifico, sogno nel cassetto. Novantasette non sono ancora stati capaci di realizzarlo, pur aspirando da anni a quel traguardo. Che cosa vi conviene fare? Quale sarebbe la scelta migliore, secondo voi? Unirsi al coro dei novantasette e ripetere: «Non è poi così facile, sai? Ci hanno già provato in tanti, ma quasi nessuno ci è riuscito»?

Pensate che ragionare così vi faciliti il compito, o preferireste rivolgervi agli altri tre e chiedere cosa hanno fatto di così diverso da aver trasformato quel sogno in realtà? Può darsi che vi diano indicazioni utili a fare qualche progresso.

Pensieri conclusivi

Alcuni anni fa, un intervistatore radiofonico mi ha domandato di condensare in una o due frasi il nocciolo della mia dottrina terapeutica.

La risposta che ho fornito allora, improvvisando, è diventata nel frattempo il motto di tutto il mio lavoro. Non passa giorno senza che io non dispensi lo stesso consiglio ad almeno uno dei miei pazienti:

> «Non occorre stare bene per iniziare a vivere la vita che si vuole, ma occorre iniziare a vivere la vita che si vuole per riuscire finalmente a stare bene».

Auguro di tutto cuore a voi lettrici e lettori di riuscire a ritrovare, passo dopo passo, la via di un'esistenza serena e gioiosa. Se questo libro vi ha aiutato ad avvicinarvi alla meta, consigliatelo ad amici e conoscenti che si trovano nella stessa situazione. Le esperienze positive di altri pazienti sono spesso un fattore determinante: nel caso dei soggetti ansiosi, in particolare, il vostro esempio servirà da incentivo a sperimentare questa nuova forma di terapia.

La prima cosa da fare è mettere in discussione il proprio modo di pensare, per poi avventurarsi, con gradualità, sul terreno di cambiamenti fattisi ormai improcrastinabili e, per di più, favoriti dal nuovo stile di pensiero acquisito.

Se altri metodi hanno già dato buoni risultati nella vostra personale battaglia contro l'ansia, parlatemene: mi farebbe solo piacere. Sono sempre alla ricerca di nuove conoscenze e di sistemi capaci di aiutare i pazienti ansiosi a ritrovare, in modo ancora più rapido e senza sforzo, la via di un'esistenza appagante. Scrivete a bernhardt@panikattacken-loswerden.de. Grazie fin da ora per i vostri messaggi.

Non smettete di informarvi

Se vi interessa rimanere aggiornati sulle nuove scoperte in materia di ansia, panico e sensazioni positive, visitate il nostro sito e iscrivetevi alla newsletter.

All'indirizzo panikattacken-loswerden.de troverete anche una bibliografia pensata apposta per voi, con titoli di libri e audiolibri. Cercate nella sezione "Consigli di lettura": se siete alla ricerca di nuovi stili di pensiero da sperimentare o se avete bisogno di una mano in una fase di cambiamento professionale, sentimentale o sociale, troverete moltissime indicazioni utili, alcune delle quali hanno aiutato anche me. Non dimenticatelo! La dieta del vostro cervello dipende da voi: siete voi a stabilire con quali informazioni alimentarlo ogni giorno. Solo il buon cibo dà buoni risultati.

Leggete, ascoltate, divertitevi!

Vostro
Klaus Bernhardt

Ringraziamenti

Questo libro non esisterebbe senza il sostegno di molte persone care. In primo luogo la mia adorata moglie Daniela, che dirige insieme a me il nostro studio di Berlino. Per completare il manoscritto in tempo utile ho dovuto abusare della sua pazienza in tante sere e fine settimana. Devo aggiungere che è anche un'eccellente terapeuta le cui conoscenze e le cui capacità sono sempre state, per me, una risorsa inestimabile?

Ringrazio anche la squadra della casa editrice Ariston, il mio agente Lars Schutze-Kossack e sua moglie Nadja. È grazie al loro energico contributo se oggi questo libro può raggiungere il grande pubblico, consentendo non solo ai pazienti ansiosi ma anche ai terapeuti di familiarizzare con il nostro lavoro.

A questo proposito, tengo a ringraziare anche le colleghe e i colleghi che ci hanno già contattato. Grazie al loro coinvolgimento, a partire da quest'anno il nostro studio offre anche corsi di formazione per specialisti, con l'obiettivo di garantire a questi nuovi approcci terapeutici la più ampia circolazione possibile.

Il fatto che gli psicoterapeuti e i medici interessati al nostro lavoro siano sempre di più, e che abbiano deciso di confrontarsi con noi al di là delle qualifiche professionali, è un traguardo che ci riempie di fierezza. Uno scambio senza preclusioni ci permetterà di lavorare insieme per mettere a punto soluzioni sempre più efficaci, nell'interesse dei pazienti che oggi si trovano a lottare con l'ansia.

Indice